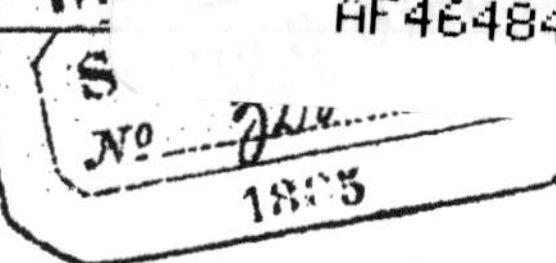

LES

PANSEMENTS

ET

LA MORTALITÉ

ÉPIDÉMIE ET CONTAGION — FERMENTS ET MICROBES

LEÇONS D'OUVERTURE DU COURS DE CLINIQUE CHIRURGICALE
HOPITAL NECKER (NOVEMBRE 1884)

PAR

Le Professeur LÉON LE FORT

PARIS
ANCIENNE LIBRAIRIE GERMER BAILLIÈRE ET Cie
FÉLIX ALCAN, ÉDITEUR
108, boulevard Saint-Germain, 108

1885

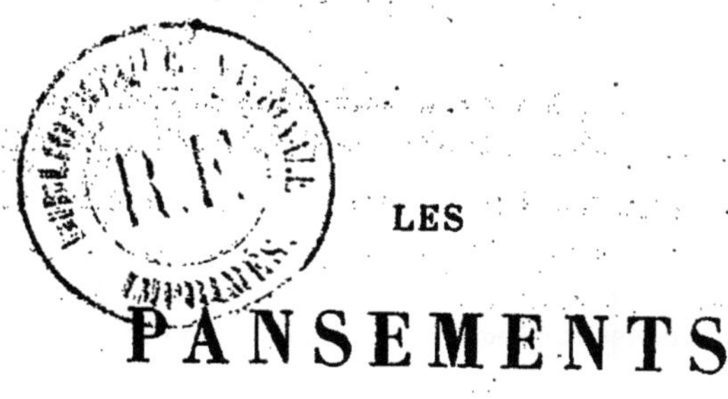

LES

PANSEMENTS

ET

LA MORTALITÉ

AUTRES OUVRAGES DE M. LE PROFESSEUR LÉON LE FORT

A LA MÊME LIBRAIRIE

Étude sur l'organisation de la médecine en France et à l'étranger. 1 vol. in-8 .... 3 fr.

La chirurgie militaire et les Sociétés de secours en France et à l'étranger. 1 vol. gr. in-8 avec fig .... 10 fr.

Manuel de médecine opératoire, par MALGAIGNE. 8e édition, publiée par M. le professeur Léon LE FORT. 2 vol. grand in-18 avec 744 fig. dans le texte .... 16 fr.

La première partie, *Opérations générales*, se vend séparément.... 7 fr.

De la résection du genou, 1859. 1 vol. in-4.

De la résection de la hanche dans la coxalgie et les plaies par armes à feu. 1860. 1 vol. in-4.

Des maternités, étude sur les maternités et les institutions charitables d'accouchement à domicile dans les principaux États de l'Europe. 1866. 1 vol. in-4 .... 8 fr.

Des vices de conformation de l'utérus et du vagin et des moyens d'y remédier. 1863. 1 vol. in-8.

Des indications du trépan dans les fractures du crâne. 1867. 1 vol. in-8.

2982-85. — CORBEIL. Typ. et Stér. CRÉTÉ.

LES

PANSEMENTS

ET

LA MORTALITÉ

ÉPIDÉMIE ET CONTAGION — FERMENTS ET MICROBES

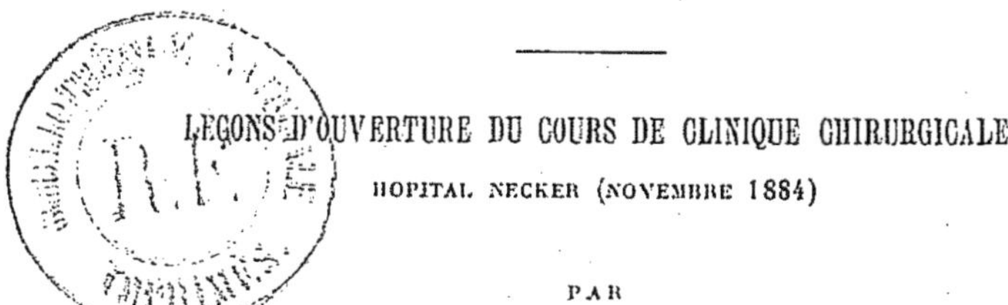

LEÇONS D'OUVERTURE DU COURS DE CLINIQUE CHIRURGICALE

HOPITAL NECKER (NOVEMBRE 1884)

PAR

Le Professeur LÉON LE FORT

PARIS

ANCIENNE LIBRAIRIE GERMER BAILLIÈRE ET Cie

FÉLIX ALCAN, ÉDITEUR

108, boulevard Saint-Germain, 108

1885

LES

PANSEMENTS ET LA MORTALITÉ

ÉPIDÉMIE ET CONTAGION. — FERMENTS ET MICROBES

MESSIEURS,

Il est d'usage, dans notre faculté, qu'en prenant possession de sa chaire, le professeur consacre sa première leçon à l'examen d'une des grandes questions qui, dans la sphère de son enseignement, tiennent une place importante dans les préoccupations scientifiques. C'est un usage auquel j'obéis avec plaisir, car j'y trouve l'occasion de vous exposer mes idées personnelles sur un des plus graves problèmes de pratique chirurgicale, problème à la solution duquel je tiens à honneur d'avoir contribué. J'ai le dessein de vous montrer par quelle suite d'idées, de travaux, de découvertes, a été amenée l'heureuse et incontestable révolution qui s'est faite, depuis ces dernières années, dans les résultats cliniques après les opérations, et je m'attacherai surtout à dégager de l'amas confus d'idées erronées et de pratiques bizarres qui constituent ce qu'on a appelé la méthode antiseptique ou Listérienne la véritable raison des progrès considérables réalisés depuis dix ans dans la pratique chirurgicale. Vous verrez une fois de plus que les découvertes quelles qu'elles soient ne sont jamais le fait isolé d'un heureux hasard ou le produit du génie d'un seul homme. La marche de l'esprit humain, lente ou rapide suivant les époques, est continue, et l'on peut dire que toute découverte, faite tout à coup et en apparence par un seul, a toujours été précédée et en quelque sorte amenée par des découvertes partielles faites avant lui par un nombre plus ou moins considérable de précurseurs. L'histoire est donc le meilleur guide dans l'étude des évolutions qu'a suivies la pratique chirurgicale pour arriver au point où elle est aujourd'hui.

La mortalité excessive des opérés, notée par tous les chirurgiens du XVIIIe et du XIXe siècles, ne paraît avoir préoccupé ni les chirurgiens de l'antiquité ni ceux du moyen âge, et n'avoir préoccupé que fort peu ceux du XVIIe siècle. On ne trouve dans leurs écrits rien qui puisse nous faire croire que la mortalité après les grandes opérations fût analogue à celle que nous observions, il y a dix ans encore, dans nos hôpitaux.

Peut-être cette sécurité relative, qui paraît réelle, tenait-elle à la pratique suivie pour les amputations. Les chirurgiens, jusqu'au XVIe siècle, avaient une peur effroyable de l'hémorrhagie. Pour l'éviter, Hippocrate, Celse, Galien, ne faisaient les amputations que dans les cas de gangrène ; ils pratiquaient la section à la limite des parties molles et des parties saines, et telle était encore à la fin du XVIe siècle la pratique de Fabrice d'Aquapendente. Cependant Paul d'Égine, au IVe siècle, avait fait l'incision dans les parties molles ; mais, comme l'avaient fait ses devanciers et comme le firent ses successeurs jusqu'à Ambr. Paré, il cherchait à se mettre à l'abri de l'hémorrhagie en cautérisant toute la surface du moignon. Non content de cela, un chirurgien arabe, Abul-Kasen, recommanda au IXe siècle de faire l'incision avec un couteau rougi au feu, et, puisque Wiseman, vers 1650, combat et condamne cette pratique, on est en droit d'en conclure qu'elle était encore en usage au milieu du XVIIe siècle. Ce que je vous dirai tout à l'heure vous montrera quels pouvaient être, au point de vue de la diminution de la mortalité les heureux effets de cette méthode antiseptique ou anticontagioniste inconsciente et barbare.

Peut-être aussi cette mortalité réduite tenait-elle à l'isolement relatif des malades et à la pratique forcément restreinte des chirurgiens. L'antiquité, vous ne l'ignorez pas, n'a pas connu les hôpitaux. Si la charité chrétienne les a créés et multipliés, ils ne furent longtemps que de petits établissements, et ce n'est que depuis deux siècles que de grands hôpitaux ont rassemblé dans des salles communes un grand nombre d'opérés. A partir de ce moment les grandes mortalités commencent, et les chirurgiens, en nous les signalant, nous signalent aussi les maladies qui en sont la cause.

D'abord c'est la pourriture d'hôpital, dont presque tous les chirurgiens du XVIIIe siècle et du commencement du XIXe nous signalent les épidémies meurtrières; puis c'est la fièvre d'hôpital, c'est-à-dire l'infection purulente, qui règne dans les hôpitaux, les ambulances et tue les blessés et les amputés. A l'Hôtel-Dieu, dans le service de Dupuytren, la rangée des lits de la salle Sainte-Marthe, du côté de la Seine, portait le nom sinistre de *rang noir*, parce que tous ou presque tous les opérés y succombaient. Richerand nous apprend que dans l'hiver de 1814 à l'hôpital Saint-Louis, dont il était le chirurgien en chef, la fièvre des hôpitaux et la pourriture d'hôpital faisaient mourir par mois 500 des malheureux blessés entassés au nombre de 1,900 dans cet établissement. En Crimée, dans notre armée, sur 100 amputés de cuisse il en mourut 91, et sur 100 amputés de jambe 71. En Italie, notre mortalité pour l'amputation de cuisse fut encore de 71 p. 100. Dans nos hôpitaux de Paris; là où l'opéré pouvait trouver des conditions meilleures pour sa guérison, la mortalité était également excessive. Elle fut, de 1836 à 1841, d'après les relevés de Malgaigne, de 62 p. 100 après l'amputation de la cuisse; elle fut de 52 p. 100, de 1850 à 1861, d'après les relevés de M. Trélat. Elle était loin d'avoir diminué de nos jours, car, d'après un relevé que je viens de faire en vue de cette leçon, cette mortalité pour les deux années 1868 et 1869 fut, si j'en excepte mes résultats personnels, de 61,9, près de 62 p. 100, pour l'amputation de la cuisse; de 69,2, près de 70 p. 100, pour celle de la jambe; c'est-à-dire que sur 10 amputés de jambe il en mourut environ 7 et qu'il n'en guérit que 3.

A quelle maladie était due cette effrayante mortalité? Vous le savez aujourd'hui; mais il n'y a pas bien longtemps qu'on connaît l'infection purulente. Boerhave avait professé au commencement du XVIIIe siècle que le pus absorbé par les veines ouvertes et mêlé au sang qu'il viciait produisait des abcès viscéraux. Van Swieten son élève avait étudié la résorption putride et connaissait les abcès métastatiques après les grandes opérations. Morgagni, J.-L. Petit, Quesnay, avaient fait les mêmes observations. John Hunter, à la fin du siècle dernier, avait décrit les intoxications consécutives aux phlébites suppurées; Ribes en 1816 et en 1825, Velpeau en 1823, Cruveilhier en 1826, Maréchal en 1828, pénétrèrent plus avant dans la solution du problème; enfin en 1849 le livre de Sédillot sur l'infection purulente fit connaître, telle que nous la connaissons aujourd'hui, cette terrible complication des plaies et mit hors de doute le lien qui existe entre la plaie, l'empoisonnement du sang et les abcès métastatiques constatés à l'autopsie.

A partir de ce moment, l'une des principales préoccupations des chirurgiens sera d'empêcher cet empoisonnement par le pus ; les uns, attribuant les accidents à un accès d'inflammation, chercheront à la prévenir ou à la modérer par les antiphlogistiques. D'autres, les rapportant à l'influence d'un pus altéré, chercheront à prévenir sa décomposition en le soustrayant le plus possible au contact permanent de l'air ; d'autres encore chercheront à l'enlever de la plaie au fur et à mesure de sa production ; d'autres enfin chercheront à rendre la plaie impropre à l'absorption, en oblitérant les vaisseaux au moment même de l'opération, grâce à des procédés particuliers de diérèse ; de là des précautions très diverses portant les unes sur le mode de pansement, les autres sur les procédés opératoires eux-mêmes.

Dans le but de modérer l'inflammation, Lamorier en 1732, Lombard en 1785, Liston dans la première moitié de ce siècle, préconisent le pansement à l'eau froide ; mais, comme les compresses imbibées d'eau froide s'échauffent au contact du corps, Josse (d'Amiens) en 1832 conseille et pratique l'irrigation continue, et Langenbeck vers 1852 emploie pour tout pansement le séjour permanent du membre amputé dans un bain d'eau tiède.

D'autres chirurgiens, au contraire, frappés des résultats obtenus par Larrey dans la campagne d'Égypte et se rappelant sans doute ce mot d'A. Paré, que « beaucoup de blessés meurent en hiver, même de petites plaies, qui ne mourraient pas de plus grandes en été », conseillent la chaleur ; et Jules Guyot, en 1840, imagine le pansement par incubation, que Robert employa quelque temps, mais qu'il ne tarda pas à abandonner. Les magnifiques résultats de la méthode sous-cutanée firent regarder la présence de l'air comme la cause de la suppuration et des accidents des plaies. Laugier et Chassaignac en 1840 cherchèrent, au moyen du pansement par occlusion, à s'opposer à l'altération du pus en empêchant l'arrivée de l'air sur la plaie, que Laugier couvrait d'une couche de baudruche et Chassaignac d'une cuirasse de diachylum. Plus tard en 1866 Maisonneuve et J. Guérin, voyant qu'on ne pouvait empêcher la formation du pus, voulurent du moins l'entraîner hors de la plaie et l'amener au fur et à mesure de sa production dans un vase où l'on avait fait le vide. Tel fut le pansement par aspiration continue qui, du reste, n'aspirait rien.

Dans un autre ordre d'idées, pour prévenir l'hémorrhagie et aussi l'infection purulente en oblitérant les vaisseaux au moment même de l'opération, on inventa la galvano-caustique, qui sectionne les tissus avec un couteau ou un fil de platine chauffés au rouge, comme les Arabes le faisaient au IXe siècle avec un couteau rougi au feu; l'écrasement linéaire, qui coupe les parties molles en les broyant; les flèches caustiques, qui les séparent par cautérisation.

Enfin Maisonneuve, de peur d'employer le couteau ou la scie, imagina l'ostéoclasie, qui brisait l'os en le courbant sur un point fixe, et il achevait la section par l'écraseur.

On chercha bientôt par les pansements à compléter cette occlusion des petits vaisseaux cherchée par les procédés opératoires, l'alcool pur employé par A. Paré, Dionis, La Faye, J.-L. Petit, repris par Lestocquoy (d'Arras) en 1848, par Batailhé en 1852, fut largement employé par Nélaton à titre de coagulant.

On alla même dans cette voie aussi loin que possible, car on recula de plusieurs siècles en arrière et jusqu'à la cautérisation de la plaie, qu'on aurait pu croire abandonnée pour toujours depuis A. Paré. En 1867, au congrès médical international de Paris, M. Bourgade (de Clermont-Ferrand) fit connaître les résultats que lui avait donnés l'application sur les plaies d'amputation de bourdonnets de charpie trempés dans le perchlorure de fer. Ses résultats étaient bien faits pour séduire les chirurgiens des hôpitaux de Paris, car, sur 22 amputés : 13 de la jambe, 4 du bras, 5 de l'avant-bras, M. Bourgade n'en avait perdu qu'un seul, Demarquay essaya ce pansement; sur trois amputations de cuisse il eut trois guérisons, mais il y eut sphacèle d'une partie de lambeau et nécrose de l'os. M. Gosselin ne fut pas plus heureux, et cette méthode barbare, quoique couronnée par le congrès, fut bientôt abandonnée.

Enfin l'on chercha dans l'usage des désinfectants à prévenir la putridité du pus; le sulfate de fer, le nitrate de plomb, le permanganate du potasse, les acides thymiques et eugéniques furent tour à tour employés. En 1859 on essaya le coaltar mêlé au plâtre; quelques années plus tard, avec l'acide phénique vanté par Lemaire, commencera avec d'autres idées une nouvelle période que nous retrouverons tout à l'heure.

Avant d'y arriver nous en rencontrons une autre, toute différente des précédentes, qu'on pourrait appeler la période de l'hygiène hospitalière.

En 1814 Roux était allé à Londres afin de voir de près la chirurgie anglaise que nous ne connaissions plus, pas même par des publications, depuis la longue série des guerres de la Révolution et de l'Empire, et il nous avait rapporté d'Angleterre la pratique de la réunion primitive des plaies d'amputation. En 1858, désirant étudier la pratique chirurgicale anglaise et surtout les résections articulaires qu'on ne pratiquait en France ni pour la hanche ni pour le genou, mais dont les journaux scientifiques anglais nous apportaient de nombreuses observations, j'allai passer six mois dans les hôpitaux de Londres, et je recueillis en Angleterre les matériaux de deux mémoires sur ces opérations repoussées jusque-là par les chirurgiens français.

La résection du genou fut l'objet d'un premier mémoire que je remis à la Société de chirurgie en 1859. Pour apprécier la valeur de l'opération au point de vue de la conservation de la vie, je devais comparer sa mortalité à celle de l'amputation de la cuisse, et il était de la logique la plus élémentaire de prendre pour point de comparaison les amputations pratiquées en Angleterre et non celles qui avaient eu pour théâtre les hôpitaux de Paris. Je rassemblai donc tout ce que je pus trouver de statistiques intégrales d'amputations de la cuisse dans les hôpitaux anglais. Ce travail fait, je fus péniblement étonné de voir que la mortalité après les amputations était beaucoup moins élevée en Angleterre qu'à Paris, puisqu'elle était pour l'amputation de la cuisse de 45 p. 100, tandis qu'elle était pour Paris, d'après la statistique de Malgaigne, de 62 p. 100. La production de ces chiffres suscita une vive émotion qui se comprend facilement; mais il y avait plus, je montrais que la pratique anglaise était absolument différente de la nôtre. Alors que tous nos chirurgiens condamnaient leurs amputés à une diète sévère, nos confrères d'Angleterre non seulement les alimentaient le plus possible, mais leur donnaient de fortes quantités de vin et de liqueurs fortes.

J'avais cherché à montrer les heureux effets de cette alimentation des opérés. Quelques mois plus tard la thèse de M. Topinard les mit plus complètement encore en lumière, et à partir de ce moment une véritable révolution se fit dans le régime jusque-là si défectueux de nos opérés.

Il ne pouvait me suffire d'avoir constaté cette différence dans la mortalité des opérés, il fallait en rechercher les causes, et déjà il m'avait semblé qu'on devait les trouver dans les conditions hygiéniques si différentes des hôpitaux anglais et français. Je retournai en Angleterre en 1860 ; je parcourus, j'étudiai les principaux hôpitaux de la Grande-Bretagne, de l'Écosse et de l'Irlande, et à mon retour je publiai, à l'appui de quelques idées sur ce point, consignées dans mon mémoire sur les résections de la hanche, un mémoire spécial institué : *Note sur l'hygiène hospitalière en France et en Angleterre.* Ce fut l'occasion d'une discussion importante qui occupa pendant six mois l'Académie de médecine, raviva des idées émises en 1788 par Tenon dans son beau Mémoire sur les hôpitaux de Paris, idées à peu près complètement oubliées en 1861, et vous savez l'importance qu'a acquise aujourd'hui l'hygiène spéciale des hôpitaux.

Nos discussions avaient eu un grand retentissement en Angleterre ; le Parlement chargea deux éminents médecins anglais MM. Bristowe et Holmes, de visiter tous les hôpitaux de l'Angleterre, de rédiger un rapport, sur les conditions hygiéniques qu'ils présentaient et sur la mortalité propre à chacun d'eux. MM. Bristowe et Holmes, dans leur rapport, dressèrent la statistique des amputations dans tous ces hôpitaux et ils ajoutèrent à la solution de la question un nouvel élément. Ils montrèrent que la mortalité, relativement élevée dans les grands hôpitaux de Londres, était moins considérable dans les hôpitaux moins importants des grandes villes de province, très peu élevée dans les petits hôpitaux des petites villes où elle descendait à 24 p. 100 après l'amputation de la cuisse, à 16,9 p. 100 après l'amputation jambe. Nous aurons plus tard à revenir sur cette particularité intéressante quand j'aborderai l'examen des doctrines de Lister

A partir de 1859 et surtout de 1860 presque tous les chirurgiens, et moi autant que qui que ce soit, accordèrent à cet ensemble de conditions, qu'on appelle hygiène hospitalière, un part considérable dans la mortalité des amputés. Tous crurent, à des degrés divers, à l'influence de la population absolue de l'hôpital, de la densité relative de cette population hospitalière, du nombre, de la hauteur, de la dimension, de l'orientation des bâtiments, de l'espacement plus ou moins grand des lits, du nombre de mètres cubes d'air et de mètres superficiels de terrain attribués dans les salles à chaque malade, du mode de chauffage et de ventilation, de l'existence ou de l'absence des rideaux, du mode de nettoyage qu'on distinguait en propreté sèche et propreté humide; et Malgaigne crut, sans preuves suffisantes du reste, pouvoir soutenir que la mortalité hospitalière variait avec l'étage et qu'elle atteignait son minimum au rez-de-chaussée.

Eh bien, Messieurs, je dois le dire avec sincérité, en créant le mot *hygiène hospitalière*, en provoquant l'étude d'une branche presque nouvelle de l'hygiène, en me faisant le champion de ces idées, en attribuant aux conditions hygiéniques une part des plus importantes dans la mortalité des opérés, j'étais *relativement* dans l'erreur. Certes, on a plus de chances de guérir un malade dans un hôpital bien aéré, bien chauffé, bien éclairé, bien ventilé, proprement tenu et nullement encombré que dans un hôpital présentant les conditions inverses; certes, dans un hôpital construit, aménagé et dirigé d'après les lois de l'hygiène, les infections purulentes *primitives* seront plus rares ; mais, je vous le montrerai, ce n'est pas l'hôpital, c'est le chirurgien qui fait surtout la mortalité, parce que les soi-disant épidémies d'infection purulentes sont le fait du chirurgien.

On peut dire que pour tous les chirurgiens la période de l'hygiène hospitalière dura jusqu'au commencement de la période listérienne. Pour moi, mais malheureusement pour moi seul, commença en 1865 une période qui dure encore, celle de la contagiosité. Si je partageais à des degrés divers avec les accoucheurs la doctrine de la contagion de l'infection purulente puerpérale, je croyais seul à la contagion de l'infection purulente chirurgicale ; mais seul aussi je soutenais contre les accoucheurs et les chirurgiens réunis cette doctrine que je soutiens encore, celle de la non-existence des épidémies par le fait d'influences atmosphériques inconnues dans leur nature ; la doctrine qui attribue à la contagion et à la contagion *seule* l'existence des épidémies d'infection purulente dans les hôpitaux, dans les maternités, cette doctrine que j'ai le droit de revendiquer, a une importance capitale, et vous ne sauriez vous étonner si j'entre sur ce point dans des détails souvent un peu personnels.

Tous les procédés de pansement si divers, si opposés même, dont je vous ai entretenus, l'emploi de l'écraseur linéaire, de la galvano-caustique, les améliorations de l'hygiène hospitalière, n'avaient amené qu'une très faible diminution de la mortalité. Mais cette mortalité souvent excessive ne préoccupait pas outre mesure les chirurgiens ; on la regardait comme une de ces fatalités auxquelles il faut se soumettre et comme le résultat de ces épidémies dont les chirurgiens et les accoucheurs ne pouvaient à aucun degré être rendus responsables. Comment lutter contre ces influences mystérieuses, insaisissables, se traduisant tantôt par la fièvre puerpérale et l'infection purulente, tantôt par le choléra, la rougeole, la fièvre typhoïde, la scarlatine, la diphthérie, etc. ?

Quelque enracinée que fût la croyance que ces mortalités exceptionnelles étaient dues à un mystérieux agent épidémique, il était impossible que, pour la fièvre puerpérale en particulier, l'idée ne vînt pas à quelques-uns que la maladie était contagieuse. L'accouchement, est en effet, un acte physiologique, et il devait paraître étrange que tant d'accouchées mourussent dans les hôpitaux, alors qu'il en mourait si peu en ville. Bientôt, quelques faits montrèrent que, dans la pratique civile, une mortalité exceptionnelle, excessive avait parfois régné dans la clientèle d'un accoucheur, alors que la mortalité était nulle dans la clientèle de ses confrères. Ces idées de contagion avaient même fait tant de progrès en Angleterre que déjà, en juillet 1846, la rédaction de la *Medico-Chirurgical Review* déclarait justiciable des tribunaux l'accoucheur qui, après avoir eu un cas de fièvre puerpérale dans sa clientèle, continuait à faire des accouchements.

En 1847, Semmelweis, chargé de la clinique obstétricale pour les étudiants, au grand hôpital de Vienne, voyant son service décimé par la fièvre puerpérale, qui épargnait le service voisin réservé aux sages-femmes, crut que la fièvre puerpérale pourrait bien être due à cette circonstance que les étudiants se livrant à la dissection, ce que ne faisaient pas les sages-femmes, inoculaient aux accouchées le virus septique anatomique. L'idée théorique de Semmelweis était fausse, mais elle le conduisit à une pratique excellente. Aucun élève ne put entrer dans les salles sans s'être lavé les mains dans une solution de chlorure de chaux, placée près de la porte. Cette seule précaution fit tomber la mortalité à 3 pour 100 et même à 1 pour 100, ce qui ne s'était pas vu depuis 1822. Si Semmelweis eût fait un pas de plus, si au lieu d'accuser le virus anatomique, il eût compris que c'était le germe-contage de la fièvre puerpérale qu'inoculaient les élèves, germe qu'ils avaient puisé soit dans les autopsies, soit dans le toucher de femmes déjà malades, il eût avancé de quinze ans la solution du problème et le salut des accouchées.

En 1851, Arneth, de Vienne, fit sur ce sujet une communication à l'Académie de médecine de Paris, où elle passa à peu près inaperçue. Heureusement il n'en fut pas de même à Londres. Cependant, en 1858, à propos d'une discussion sur le traitement de la fièvre puerpérale, que personne n'a jamais su guérir, l'Académie souleva la question de contagion. L'idée de contagion fut fortement combattue par Paul Dubois; mais Depaul montra comment il avait pu être deux fois, en 1839 et en 1849, l'agent de la contagion, en pratiquant en ville deux accouchements suivis de fièvre puerpérale, après avoir fait l'autopsie de femmes mortes de cette maladie.

En cette même année 1858, mon collègue et ami M. Tarnier, dans sa thèse inaugurale, produisit un document du plus haut intérêt. Il eut l'heureuse idée d'établir la statistique de la mortalité des accouchées de la pratique civile dans le douzième arrondissement d'alors (Panthéon) et de la comparer à celle de la Maternité. En ville, sur 3222 accouchées il en était mort 14 et il aurait même pu dire 10, car quatre de ces femmes qui avaient été accouchées à la Maternité, avaient voulu aller mourir à leur domicile. Sur 2237 femmes accouchées à la Maternité il en était mort 132, et pour cette même raison on pourrait dire 136, puisque quatre des femmes mortes en ville avaient reçu à la Maternité le poison dont elles étaient allées mourir chez elles. C'était donc pour la Maternité une mort sur 17 accouchées, tandis qu'en ville il n'y en avait seulement qu'une sur 322.

En présence de cette énorme différence, il vous semblerait aujourd'hui que M. Tarnier eût dû de suite conclure que la contagion était la cause *unique* de cette effroyable mortalité; qu'il eût dû déclarer absolument inadmissible qu'une épidémie puisse ainsi se limiter à un établissement sans atteindre plus ou moins les rues voisines. Cependant il n'en fut rien, et si M. Tarnier accepta avec Depaul et Danyau l'idée un peu nouvelle pour la France de la propagation possible par la contagion (opinion déjà fort ancienne en Angleterre, où depuis Armstrong, Ramsbotham, Lee, Gooch, Robertson, Blundell, elle était généralement admise), cette idée, chez lui comme chez ses devanciers et ses contemporains, fut stérilisée par ce fait seul qu'il donnait encore, comme tous les autres, au *quid divinum* ou *diabolicum* de l'épidémie la part la plus large dans la propagation de la maladie. Il proclamait la contagion, mais il acceptait aussi l'épidémie comme cause indépendante et presque comme la cause de la contagion.

C'est donc avec un assez vif étonnement, qu'en lisant la leçon d'ouverture de mon cher camarade d'internat et de mon excellent collègue à la Faculté, j'y trouve ces phrases : « On accusait « l'épidémie, et c'était tout ; en d'autres termes, on se payait de « mots et l'on ne faisait rien. Je m'insurgeai contre ce découragement, » etc. ; et plus loin : « Les maladies puerpérales *sont dues presque exclusivement* à la contagion... ». C'est à la démonstra- « tion de cette vérité jusque-là méconnue en France que j'ai con- « sacré la plus grande partie de ma thèse inaugurale. » Oui, les maladies puerpérales sont dues *presque exclusivement* à la contagion, mais ce n'est pas M. Tarnier qui l'a dit en 1858, c'est moi qui devais le dire sept ans plus tard et avec bien plus d'énergie encore. Que disait M. Tarnier en 1858 ? Il disait : « Je crois « donc à la contagion ; *mais je ne veux pas lui assigner le rôle* « *principal* dans l'étiologie de la fièvre puerpérale (page 97). La « contagion n'est sans doute que l'*une* des causes qui peuvent « propager la fièvre puerpérale ; *il est possible même qu'elle ne se* « *révèle que pendant les épidémies* INTENSES, POUR DISPARAITRE DANS « LES CAS SPORADIQUES. » Il avait dit (page 73), en parlant d'épidémies antérieures rapportées par divers auteurs : « Il faut bien « admettre dans tous ces cas, comme dans toutes les épidémies, « l'*action d'un principe général*, inconnu dans son essence, appré- « ciable par ses effets, *qu'on a désigné sous le nom de génie épi-* « *démique*. » M. Tarnier, quoique contagionniste, défendait donc comme vrai CE QUI POUR MOI EST UNE PROFONDE ERREUR, l'influence, l'existence du génie épidémique, et cette erreur l'empêcha d'arriver à une prophylaxie rationnelle, ayant pour but de s'opposer à la contagion. « C'est, dit-il, en accouchant chez « elles, dans leur chambre, malgré la misère qui les entoure sou- « vent, que les femmes enceintes trouvent le plus de sécurité. « On doit donc s'efforcer d'établir des hôpitaux dans lesquels les « nouvelles accouchées trouveront des conditions analogues à « celles dans lesquelles elles sont placées quand elles accouchent « à domicile... On ne devrait jamais rassembler plus de deux « accouchées dans la même salle; mieux vaudrait encore n'en « placer qu'une dans chaque chambre. » M. Tarnier, voyant que la mortalité était infiniment moindre chez les femmes accouchées et soignées dans l'isolement de leur domicile, a voulu donner à chacune d'elles une chambre particulière. Tel est en effet le système qui a présidé à la construction du bâtiment de la Maternité dit pavillon Tarnier; je vous montrerai tout à l'heure que ce système ne fait rien, absolument rien contre la contagion, puisque l'accouchement est le principal agent de la contagion. Aussi ai-je été fort surpris de voir notre collègue, toujours dans sa leçon d'ouverture, dire (p. 8) : « Je demandai, « dès 1857, qu'on fît la guerre à cette contagion, que les femmes « saines fussent non seulement séparées des femmes malades, « mais soignées par un personnel différent. » Il y a là encore un léger défaut de mémoire, car il y manque une phrase courte mais topique. Voici ce que disait M. Tarnier en 1858 (p. 103) : « Quand une femme deviendrait malade, elle serait immédiate- « ment transportée dans un pavillon bâti à part, dans lequel « serait établie une infirmerie avec un matériel et un personnel « particulier. *Le médecin terminerait sa* VISITE PAR CETTE *infir-* « *merie.* » C'est ici le cas de dire : *in caudâ venenum,* car cette dernière phrase détruit toute la valeur des précédentes, puisque c'est surtout l'accoucheur qui est l'agent de la contamination, et de trop nombreux exemples prouvent qu'il ne se purifie pas en vingt-quatre heures. J'ai voulu, Messieurs, rétablir les textes et la vérité historique; j'ai ma part, une large part dans les réformes effectuées : *cuique suum*, j'ai le droit et le devoir de défendre mon bien.

Comme M. Tarnier, mais trois ans après lui, je pus constater, je pourrais presque dire malgré moi, que la mortalité de la ville est bien différente de celle de l'hôpital; mais pas plus que M. Tarnier la connaissance du fait matériel ne me fit à elle seule découvrir la vérité.

Je n'y arrivai qu'après avoir étudié les grandes maternités d'Europe et avoir poursuivi pendant quatre ans la solution d'un problème qui m'avait vivement passionné, car il se dressait devant moi non pas seulement pour la fièvre puerpérale, mais pour l'infection purulente et pour toutes les épidémies.

Mon Mémoire sur l'hygiène Hospitalière en France et en Angleterre se terminait par une erreur colossale. En donnant la statistique de Guy's hospital à Londres, j'avais pu constater que la mortalité après les accouchements avait été remarquablement faible, puisque le service de cet hôpital, dans une période de sept ans et sur 11,928 accouchements, n'avait perdu qu'une accouchée sur 331. J'avais été plusieurs fois par semaine et pendant plusieurs mois à Guy's Hospital; mais étant chirurgien et nullement accoucheur, je n'avais pas cherché à visiter le service d'accouchement. Lorsque je publiai mon Mémoire, j'étais si convaincu, à cette époque, de l'importance extrême de l'hygiène, que je n'hésitai pas à m'appuyer sur cette mortalité exceptionnelle pour démontrer victorieusement l'heureuse influence des bonnes conditions hygiéniques de Guy's Hospital. Hélas ! deux jours ne s'étaient pas écoulés que mon ami le Dr Steele, superintendant de Guy's, m'écrivait que je m'étais affreusement trompé dans mes déductions; que les chiffres étaient exacts, mais que le service d'accouchement n'était pas un service intérieur, que les femmes accouchaient à leur domicile par les soins des accoucheurs, des assistants, des élèves de l'hôpital, mais qu'aucune d'elles n'accouchait dans l'établissement. J'étais, comme vous pouvez le pensez, extrêmement confus de mon erreur. Toutefois, c'était un nouvel exemple qui s'ajoutait à celui donné par M. Tarnier en 1858, avec cette particularité, qui le rendait plus remarquable encore, que toutes ces femmes accouchées à leur domicile étaient indigentes ou du moins peu aisées; il y avait donc là un problème dont M. Tarnier, pas plus que d'autres, n'avait trouvé la solution; car, du moment où l'on admet l'idée d'épidémie distincte de la contagion, on ne peut expliquer la permanence de la faible mortalité des accouchées de la clientèle civile. Ce problème, je résolus de le résoudre; c'était le meilleur moyen de racheter mon erreur de 1861, et c'est surtout ce qui me fit accepter en 1864 la mission que M. Husson me fit offrir par l'intermédiaire de Tardieu, de visiter et d'étudier les principaux hôpitaux de l'Europe. L'objet principal de mes préocupations fut de rechercher les causes de l'apparition et du développement des épidémies de fièvre puerpérale et d'infection purulente. Je crois les avoir trouvées et démontrées ; mais, comme la démonstration était bien plus facile pour la fièvre puerpérale que pour l'infection purulente, la question des maternités fut l'objet de mon premier Rapport. La manière dont il fut accueilli par l'administration ne m'engagea pas à rédiger le second ayant trait à la chirurgie.

Une statistique de 888,312 accouchements dans les hôpitaux, de 934,781 à domicile, près de deux millions, mit définitivement hors de doute une différence extrême dans la mortalité : une mort sur 29 pour les premiers, une sur 212 pour les seconds. Je montrai, par de nombreux exemples, la contagiosité de la fièvre puerpérale ; j'avançai qu'il en était de même de l'infection purulente, et surtout, je déclarai fausse toute la doctrine des épidémies ; je niai l'épidémie, j'affirmai qu'il n'en existait pas au sens propre du mot ; que la contagion largement exercée constituait toutes les épidémies ambulantes ; qu'il s'agisse de typhus, de fièvre typhoïde, etc., et, en Europe, de choléra, de fièvre jaune ; que rien n'était plus faux que la croyance à un génie épidémique, à une sorte d'ange exterminateur, faisant élection de domicile dans une maternité, dans une ville, dans un hôpital, et je ne craignis pas de poser cette loi : *Toute maladie susceptible de se transporter d'un lieu à un autre sous forme d'épidémie est contagieuse.* Cela était trop hardi pour l'époque, d'autant plus qu'en 1865 nous étions en pleine épidémie de choléra, que la plupart se refusaient encore à croire contagieux, et que je m'attaquais au choléra comme à la fièvre puerpérale. Aussi M. Husson se refusa-t-il à imprimer mon Rapport, qui heurtait les idées reçues et qui devint un livre que je publiai à mes frais.

Je dois vous montrer comment j'étais arrivé à ces opinions. Les recherches si intéressantes de M. Tarnier en 1858, ma bévue de 1861 sur la statistique de Guy's Hospital montraient déjà une énorme différenee entre la mortalité de la ville et celle des hôpitaux. Ma statistique basée sur 1,823,093 accouchements, près de deux millions, la confirmait amplement ; mais elle prouvait aussi ce fait capital, que si on avait pu rencontrer des épidémies dans la clientèle d'un accoucheur, jamais on n'avait rencontré chez les accouchées *de toute une ville*, rien qui de près ou de loin, ressemblât à une épidémie.

Si les miasmes morbigènes répandus dans l'air sont la cause des mortalités exceptionnelles qui, à de certains moments, frappent les blessés, les amputés, les accouchées, ces exagérations temporaires de la mortalité qu'on caractérise du nom d'épimies devront, lorsqu'elles se rencontrent dans un hôpital, une maternité, se rencontrer en même temps dans tous les hôpitaux, dans toutes les maternités d'une même ville, et surtout dans tous les services d'un même hôpital. Je possédais en 1865 les statistique détaillées des maternités de Paris, de Vienne, de Saint-Pétersbourg, et je m'en servis pour rechercher s'il y avait eu coïncidence dans les épidémies qui, à diverses époques, avaient frappé les établissements multiples que possèdent chacune de ces capitales, et je les comparai également à la mortalité des accouchées dans la clientèle civile. Voici quel fut le résultat de cette étude, je ne vous cite que les faits les plus saillants :

Pour ce qui regarde les hôpitaux, non seulement on ne trouve pas de coïncidence dans les épidémies entre deux maternités de la même ville, mais assez souvent la mortalité est fort élevée dans l'une, tandis que dans l'autre, elle est au-dessous de la moyenne ordinaire.

Ainsi, tandis qu'à Paris en février 1860 il n'y a aucun décès à la Clinique de la Faculté, il meurt une femme sur 7 à la Maternité. En 1864, en février et en août, il meurt une femme sur 76, puis sur 51 à la Clinique ; il en meurt 1 sur 3, puis 1 sur 4 à la Maternité, et en décembre, alors qu'il meurt 1 accouchée sur 27 à la Clinique, moyenne trop ordinaire, la mortalité arrive, à la Maternité, au chiffre effroyable de 1 sur 2, et même plus, car sur 34 accouchées il en mourut 20.

Même chose à Saint-Pétersbourg, où les deux maternités, celle de l'école des sages-femmes et celle des enfants trouvés, sont dans la même quartier de la ville. En juillet 1848, en janvier et en juillet 1852 il ne meurt aucune accouchée dans le premier de ces établissements, tandis que dans le second il en meurt 1 sur 11, puis 1 sur 4. Comment admettre qu'une influence épidémique, venue du dehors, propagée par l'atmosphère, frappe si terriblement un établissement et épargne complètement l'autre ?

Il y a mieux encore. Dans l'*Allgemeine Krankenhaus*, le grand hôpital de Vienne, il existe deux cliniques d'accouchement, l'une pour les étudiants, l'autre pour les sages-femmes. En juillet 1838, il ne meurt dans la clinique des étudiants qu'une accouchée sur 110 ; il en meurt dans celle des sages-femmes 1 sur 4. D'autres fois, la proportion se renverse et, tandis qu'en mai 1846 et en avril 1847 il ne meurt chez les sages-femmes qu'une accouchée sur 250 et sur 142, chiffre aussi heureux que rare pour une maternité, une épouvantable épidémie tue dans la clinique des étudiants 1 femme sur 7, puis 1 femme sur 5. Or, Messieurs, ces deux cliniques étant dans le même hôpital, dans la même cour, étant contiguës, il faudrait admettre que le génie épidémique, que l'ange exterminateur, a plané pendant de long mois sur un service, sans empester de son souffle le service voisin ; cela ne saurait être, et lorsqu'en 1865 je rapprochai tous ces faits, il me fut impossible d'admettre ce vieux préjugé des épidémies voyageant dans l'air.

Mais alors, comment expliquer ces différences ? L'explication est facile. Ces services si voisins étaient desservis par un personnel absolument différent, distinct et séparé ; étudiants d'un côté, sages-femmes de l'autre, ne pouvant entrer que dans leur service respectif. Or, lorsque les élèves étaient contaminés pour avoir touché, soigné, autopsié une ou plusieurs femmes atteintes de fièvre puerpérale, ils devenaient des agents de contagion : c'étaient eux qui créaient l'épidémie en propageant le germe-contage.

Voulez-vous savoir par quel mécanisme se crée une épidémie? je vais vous le montrer en vous en donnant un exemple remarquable. Le 2 décembre 1842 un médecin belge, le Dr Grisar (de Hasselt), accoucha, après une application de forceps et d'un enfant mort, une femme qui fut prise de fièvre puerpérale et succomba le jour même. Du 2 décembre 1842 au 19 mars 1843, sur 64 femmes accouchées par M. Grisar 16 furent prises de fièvre puerpérale. Or, comme aucun des médecins de Hasselt n'observait dans sa clientèle de fièvre puerpérale, M. Grisar crut qu'il était lui-même l'agent de la contagion ; il prit les plus grandes précautions, telles que lavages réitérés et énergiques des mains, changement d'habits : les désastres s'arrêtèrent, et du 19 mars 1843 jusqu'à la fin de 1862, c'est-à-dire pendant vingt ans, il ne rencontra plus un seul de fièvre puerpérale. Mais, le 5 décembre 1862, une jeune femme accouchée par lui après une application de forceps, mourut de fièvre puerpérale. Du 5 décembre 1862 au 26 janvier 1863, c'est-à-dire pendant sept semaines, sur 8 femmes accouchées par M. Grisar, 8 étaient atteintes de fièvre puerpérale. En 1862 comme en 1842 la fièvre puerpérale ne s'était montrée que dans la clientèle de M. Grisar.

Et bien ! Messieurs, cet exemple auquel je pourrais en ajouter d'autres, la non-coïncidence des épidémies dans deux services voisins, les preuves si nombreuses de contamination par l'accoucheur, peuvent-ils laisser planer le moindre doute sur la vérité de cette doctrine ? Non, il n'y a pas d'influences épidémiques, il n'y a pas d'épidémies au sens où on entend ce mot ! Il y a des mortalités exceptionnelles, effroyables quelquefois ; appelez-les épidémies, si vous voulez, mais à la condition que vous n'entendrez ce mot que comme synonyme de la multiplication des contaminations. Les épidémies de fièvre puerpérale, d'infection purulente, de variole, de typhus, d'érysipèle, de choléra en Europe n'existent pas ; ou, si vous aimez mieux, elles ne représentent que l'agrégation de cas de contagion successivement multipliés.

Que faut-il donc entendre par ces mots épidémie, contagion, quelles sont les idées que ces mots représentent ? Je vais vous dire ce que je pense à cet égard, et je ne puis mieux faire, puisque nous suivons à peu près l'ordre chronologique, que de vous le dire sous forme de citations que je prends dans mon livre de 1865, vous y retrouverez des vérités qui, absolument contestées à cette époque, sont devenues aujourd'hui monnaie courante, et que quelques-uns du reste se sont appropriées.

« Quelle que soit leur origine, toutes les maladies peuvent affecter dans leur mode de dissémination deux caractères différents : *sporadiques*, elles n'attaquent séparément qu'un petit nombre d'individus ; *épidémiques*, elle attaquent dans le même temps et dans le même lieu un grand nombre de personnes sans que cette large dissémination soit *nécessairement* liée à la propriété de se transmettre par contagion. »

« Mais, à ce mot *épidémie*, tel qu'on l'emploie, s'attache trop

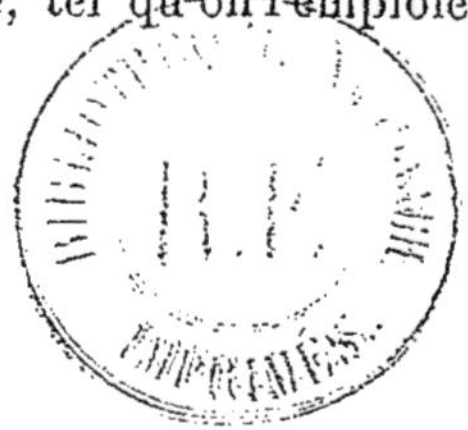

souvent à côté de l'idée de nombre, une idée de provenance et de causalité que je veux combattre de toutes mes forces. « Quand « un grand nombre d'hommes, dit Hippocrate, sont saisis en « même temps d'une même maladie, la cause doit en être attri- « buée à ce qui est le plus commun, à ce qui sert le plus à tous : « or, cela est l'air que nous respirons..... et qui laisse échapper « quelques exhalaisons morbifiques contenues en lui. » (*De la nature de l'homme*, chap. IX, édition Littré.) Ce mot épidémie traduit (ἐπὶ δημὸς) l'idée d'une influence morbide venue de plus ou moins loin et planant sur toute la population ; à ce mot s'oppose celui d'*endémie* (ἐν δημὸς) qui traduit l'idée contraire d'une influence morbide née dans la population elle-même ; de telle sorte que ce mot épidémie est opposé à deux mots traduisant deux idées différentes, celui de nombre : *sporadique*, celui de provenance : *endémique*. Quoi qu'il en soit, le mot d'épidémie est le plus souvent employé pour désigner à la fois une morbidité ou une mortalité exceptionnelles et en même temps une influence morbide portant son action sur toute la population.

« La théorie hippocratique, encore en faveur aujourd'hui (1865, et c'est encore vrai pour beaucoup de médecins en 1885), tend à considérer chaque malade atteint pendant une épidémie, comme frappé par un miasme primitif venu de plus ou moins loin et exerçant son action dans un même temps et sur toute une population. Idée juste, quand il s'agit de maladies régnant au lieu même où existe la cause première de leur production et dans le rayon de l'action directe de cette cause, comme la fièvre intermittente paludéenne au voisinage des marais, comme la fièvre jaune sur la rive américaine de l'Atlantique..... Idée fausse quand elle s'applique à des maladies qui règnent épidémiquement loin du lieu où existe leur cause première productrice, comme la fièvre jaune ou le choléra en Europe. S'il s'agit de maladies exotiques, aucun individu ne sera atteint s'il est isolé des malades déjà frappés et à l'abri de toute contagion directe ou indirecte, et s'il s'agit d'une maladie endémique spéciale, propre à certains états physiologiques, comme la fièvre puerpérale (si les accouchées sont isolées des malades déjà frappées et à l'abri de toute contagion directe ou indirecte), *le nombre des malades, limité aux cas primitifs*, ne subira que *peu de variations, et il n'y aurait jamais d'épidémies*, c'est-à-dire un nombre exceptionnel de malades dans un même temps, dans un même lieu.

« L'air est, pour beaucoup de médecins, non seulement le véhicule des miasmes morbifiques, il en est encore le créateur. Pour eux, sous certaines influences d'humidité et de sécheresse, de chaleur ou de froid, d'accumulation de matières végétales ou animales en décomposition, d'excès ou de défaut d'électricité et d'ozone, un miasme se crée; ici miasme cholérique, là miasme de fièvre typhoïde ou d'infection purulente. Il s'arrête en un lieu, exerce ses ravages, et, comme Antée, prenant de nouvelles forces chaque fois qu'il touche la terre, après avoir créé un foyer d'infection il s'élance plus loin faire de nouvelles victimes. Ce Protée insaisissable venant on ne sait d'où, ce *quid ignotum*, mais aussi ce *quid divinum* voyageant par les airs ne peut être arrêté nulle part, et trop souvent, du reste, l'on n'oppose à ses progrès qu'une sorte fatalisme oriental. »

« Le choléra né sur le bord du Gange, apporté par les musulmans indiens à la Mecque, transporté par les pèlerins au Caire, à Alexandrie, menace de traverser la mer et de débarquer à Marseille avec les fidèles croyants de l'Algérie. Comment s'en garantir? Faut-il mettre en quarantaine les hommes et les choses provenant des pays infectés? A quoi bon! la maladie n'est pas contagieuse, elle est dans l'air, vient avec l'air, et, comme par une influence catalytique, fait éclore, crée le choléra dans les endroits où cette sorte de ferment porte son action. Que faire, donc? Brûler de la paille ou de la poudre à canon; vaporiser du chlore ou des acides; cacher la vérité; pour éviter la peur du mal, faire naître le mal de la peur; nier les décès et..... enterrer les morts. » (Ceci, je le rappelle, fut écrit en 1865. On a fait heureusement tout autrement en 1884, aussi a-t-on arrêté la contagion.)

« Un cas de fièvre puerpérale se développe primitivement dans une maternité, que faire? Isoler rigoureusement et de suite l'accouchée devenue malade, purifier ou brûler tout ce qui lui a servi, laver le parquet et repeindre les murs de sa chambre, empêcher toute communication *même indirecte* entre la malade et les autres accouchées? A quoi bon! la maladie n'est pas contagieuse, c'est une épidémie qui voyage et qui est venue un instant se reposer dans la Maternité. Résignons-nous, et lorsqu'une mortalité excessive aura montré que le miasme voyageur, que l'épidémie ne veut pas quitter son asile, cédons-lui la place et..... fermons l'établissement. »

« Voilà où conduisent ces idées d'épidémies sans contagion directe ou indirecte, alors que la contagiosité est presque toujours la première condition de l'épidémicité, alors qu'on pourrait poser cette loi : TOUTE MALADIE SUSCEPTIBLE DE SE TRANSPORTER D'UN LIEU A UN AUTRE SOUS FORME ÉPIDÉMIQUE, EST CONTAGIEUSE. »

« Quelques exemples feront mieux comprendre ces propositions. Des marécages existent dans un pays ; sous l'influence d'une température plus ou moins élevée, d'une modification quelconque dans l'état de l'atmosphère ou du marais lui-même, les effluves paludéens se dégagent ; la fièvre intermittente attaque à la fois un grand nombre de personnes (et toutes par l'action directe et individuelle du miasme primitif), il y a une épidémie de fièvre intermittente. Mais la fièvre intermittente n'est pas contagieuse (le miasme paludéen ne crée pas un germe-contage), elle ne s'étendra qu'aussi loin que les miasmes insalubres pourront être portés par les vents, et la maladie ne dépassera pas la sphère d'action *directe* des causes capables de l'engendrer. »

« Supposons, au contraire, le cas d'une maladie endémique, spéciale à certaines condition du sol, mais contagieuse (le miasme ayant crée un germe-contage), la fièvre jaune ou le choléra, que voyons-nous ? »

« Sous des influences purement locales, naît sur les bords du Gange, et comme une sorte de fièvre pernicieuse, à un seul accès, le choléra asiatique. Dans la *limite de sa sphère d'action directe*, le miasme cholérique, sorti du fleuve, exerce ses ravages, et une *épidémie* de choléra se développe dans les lieux où il est *endémique*. Malheureusement la maladie est contagieuse. Un individu déjà malade s'éloigne et franchit les limites où s'arrête la sphère d'action du miasme à sa naissance ; foyer morbide ambulant, il transporte la maladie à distance, la transmet à des individus sains ; ceux-là la transmettent à d'autres, et la transmission ainsi multipliée et étendue donne naissance à une *épidémie* cholérique loin du lieu où la maladie a pris naissance : ce n'est pas le miasme dégagé du Gange qui va, *directement* transporté par les vents, donner la maladie à Constantinople, à Marseille, à Paris ;

c'est le cholérique venu dans ces différentes villes et qui lui-même n'est devenu malade qu'après une longue série de transmission par contagion. »

« Sous l'influence de causes qui nous échappent la fièvre puerpérale se développe chez une accouchée ; celle-ci devient un foyer de contagion, et si cette contagion peut s'exercer et s'exercer librement, l'épidémie sera constituée. »

« Toutes les maladies susceptibles de se transporter sous la forme épidémique d'un lieu à un autre : typhus, fièvre jaune, choléra, fièvre typhoïde, fièvres éruptives; toutes celles qui, exigeant une disposition particulière de l'individu, cessent parfois d'être sporadiques pour devenir épidémiques : *infection purulente, fièvre puerpérale, érysipèle traumatique, pourriture d'hôpital, ne sont épidémiques que parce qu'elles sont contagieuses ;* c'est par l'isolement des premiers malades affectés qu'on arrivera à empêcher ou à limiter leurs ravages. Des études suivies, des recherches précises, des observations rigoureuses fourniront, j'en suis convaincu, les preuves qui manquent encore à la démonstration scientifique de ces idées. »

Voilà ce que je disais, ce que j'imprimais en 1865. J'avais fais la démonstration pour la fièvre puerpérale, je me proposais de le faire dans mon second rapport pour l'infection purulente. Ici la question était plus difficile, puisqu'elle se compliquait de la mortalité amenée par le traumatisme ou par l'amputation, tandis que l'accouchement n'est le plus souvent qu'un acte physiologique. Toutefois, je retrouvais dans ces deux maladies des éléments identiques : mortalité exceptionnellement faible après les amputations faites dans la clientèle civile, surtout dans les petites villes et dans la campagne ; mortalité exceptionnellement forte ou, si vous voulez, épidémies plus ou moins fréquentes dans les hôpitaux ; épidémies souvent limitées à un seul hôpital, quelquefois même à un seul des services de chirurgie d'un même hôpital. Je proclamai donc le premier en 1865 la contagiosité de l'infection purulente, je le déclarai de nouveau en mai 1870 à l'Académie dans un travail sur le pansement, que faute d'un meilleur mot j'appelai : *par balnéation continue ;* j'y revins encore avec force dans mon édition de la *Médecine opératoire* de Malgaigne. Contagionniste convaincu, je devais comme chirurgien conformer ma conduite à mes principes ; aussi, lorsqu'en

1868 je fus mis à la tête d'un service de chirurgie générale à l'hôpital Cochin, je pris les plus grandes précautions pour empêcher qu'un cas accidentel d'infection purulente devînt, par contagion, l'origine de ce qu'on appelait une épidémie. J'employai les pansements à l'eau additionnée d'alcool ordinaire ou d'alcool camphré comme étant les plus propres et les plus sûrs; j'exigeai de mes élèves la propreté extrême des instruments, le lavage soigné des mains avant tout pansement, avant toute opération. Je bannis absolument les éponges que je remplaçai par les compresses mouillées d'eau alcoolisée et par de petits seaux pour le lavage des plaies, dont je munis en 1870 toutes les ambulances de la Société de secours. Il est vrai que les chirurgiens se gardèrent bien de s'en servir pour cet usage. En un mot, je fis ce que vous me voyez faire aujourd'hui. Cette conduite eut pour résultat la disparition à peu près complète de l'infection purulente et de l'érysipèle.

Pour vous faire apprécier à toute sa valeur l'influence sur la mortalité hospitalière de ces précautions basées sur la doctrine de la contagiosité, il me fallait rechercher quelle avait été la mortalité après les grandes opérations dans les autres services des hôpitaux dirigés par mes collègues, qui tous, à cette époque, croyaient aux épidémies dont je niais l'existence, et dont aucun ne croyait à la contagion que je soutenais de toutes mes forces. Je viens de faire le relevé du registre spécial que possède chaque hôpital, je me suis borné aux années 1868 et 1869, parce que ce n'est qu'à partir de 1868 que je fus mis à la tête d'un service de chirurgie générale; je m'arrêtai à 1870 parce que cette année, comme l'année 1871 fut absolument exceptionnelle et que d'ailleurs en juillet 1870 je quittai l'hôpital pour me consacrer uniquement à la création des ambulances de la Société de secours aux blessés militaires, pour aller dès le 4 août à Metz d'abord et plus tard sur la Loire.

A partir de 1872, l'introduction du pansement ouaté de M. Alp. Guérin et plus tard du pansement de Lister devaient modifier les résultats et, avec des idées théoriques erronées, mettre en vigueur une pratique en réalité anti-contagionniste. Je ne vous donne ici que les résultats numériques, mais je publierai comme pièces justificatives ces relevés des registres hospitaliers avec les noms, l'âge des opérés, la date et le résultat de l'opération ainsi que le noms des opérateurs. Le contrôle sera facile, si ces registres renferment des erreurs. Il est probable qu'ils en renferment, car si ces registres, sauf quelques exceptions, classent les opérations suivant les services, ils attribuent presque toutes les opérations aux titulaires de ces services. Or, presque tous s'absentent au moins pendant les vacances, et les registres ne font pas mention du nom de leurs remplaçants. Or, s'il m'était facile, pour ce qui me concerne et pour le relevé que j'ai fait de toute ma carrière hospitalière, de distinguer les opérations qui me sont personnelles de celles qui ont été faites par les chirurgiens qui me remplaçaient, je n'ai pu faire la même distinction pour mes collègues. Les noms propres que je cite s'appliquent donc au service dont mes collègues étaient titulaires et non à leur pratique rigoureusement personnelle.

Je ne prends comme point de comparaison que les amputations de la cuisse et de la jambe parce qu'elles sont de beaucoup les plus nombreuses et parce que si l'on prend en bloc toutes les amputations, il y a une telle différence entre la gravité d'une amputation de cuisse ou de jambe et d'une amputation du bras et de l'avant-bras qu'une statistique réunissant et confondant toutes ces opérations, qui ne sont faites ni en nombre égal, ni en nombre proportionnel, ne saurait offrir une base sérieuse d'appréciation et encore moins de comparaison.

Sur 71 amputations de cuisse faites en 1868 et 1869, il y eut 44 morts et seulement 27 guérisons ; c'est une mortalité de 61,9 p. 100, près de 62. Sur 78 amputations de jambe, il n'y eut que 24 guérisons et 54 morts ; c'est une mortalité de 69 p. 100. Pour l'ensemble de nos hôpitaux et pour les deux amputations : 65,7 p. 100 ; donc, près des deux tiers des opérés moururent. Cette mortalité varie avec les chirurgiens et par conséquent avec les hôpitaux. La moins élevée fut celle de l'Hôtel-Dieu où il mourut cependant plus de la moitié des opérés ; la plus élevée fut celle de Necker où il en mourut 4 sur 5. Si nous recherchons quelle fut cette mortalité suivant les services, nous voyons que la moins élevée fut celle du service de Maisonneuve, où il ne mourut qu'un tiers des amputés, alors que dans le même hôpital, Laugier en perdait la moitié et Voillemier les trois quart. Or, il faut se rappeler que Maisonneuve employait à cette époque deux modes de pansement qui, à son insu, mettaient notablement ses opérés à l'abri de la contagion, le pansement par aspiration continue, qui, en supprimant les pansements, supprimait une cause fréquente de contamination ; et le pansement avec les solutions d'acide phénique au centième, qui détruisait le germe-contage. Dans quelques services la mortalité monta jusqu'à 70, 80, 83 et 85 p. 100.

Amputations de cuisse et de jambe, 1868 et 1869.

HOPITAL.	CHIRURGIENS.	CUISSE.			JAMBE.			TOTAL.			MORTALITÉ	
		OPÉRÉS.	GUÉRIS.	MORTS.	OPÉRÉS.	GUÉRIS.	MORTS.	OPÉRÉS.	GUÉRIS.	MORTS.	p. 100 INDIVIDUS.	p. 100 PAR HOPITAL.
Hôtel-Dieu....	Laugier........	2	1	1	2	1	1	4	2	2	50	52.6
	Maisonneuve...	4	2	2	2	2	»	6	4	2	33.3	
	Voillemier.....	4	3	1	5	»	5	9	3	6	66.6	
Charité.......	Denonvillers...	1	»	1	2	1	1	3	1	2	66.6	66.6
	Gosselin.......	8	2	6	1	1	»	9	3	6	66.6	
Beaujon.......	Richard.......	2	»	2	5	1	4	7	1	6	85.7	72.2
	Dolbeau.......	5	2	3	6	2	4	11	4	7	63.6	
Saint-Louis...	Guérin.........	7	3	4	10	5	5	17	8	9	52.9	64
	Trélat.........	1	»	1	1	»	1	2	»	2	100	
	Panas.........	1	»	1	5	1	4	6	1	5	83.6	
La Pitié......	Broca..........	8	3	5	3	1	2	11	4	7	63.6	61.5
	Trélat.........	1	1	»	»	»	»	1	1	»	»	
	Duplay........	»	»	»	1	»	1	1	»	1	»	
Lariboisière...	Cusco.........	5	1	4	7	3	4	12	4	8	66 6	68.7
	Verneuil.......	10	3	7	10	3	7	20	6	14	70	
Saint-Antoine.	Panas..........	»	»	»	1	»	1	1	»	1	»	60
	Tillaux........	3	2	1	8	3	5	11	5	6	54.5	
	Labbé.........	1	1	»	2	»	2	3	1	2	66.6	
Necker.......	Desormeaux...	6	3	3	4	»	4	10	3	7	70	80
	Guyon.........	2	»	2	3	»	3	5	»	5	100	
Total.......	....	71	27	44	78	24	54	149	51	98		
Mortalité....	....	61.9			69.2			65.7				
Cochin.......	Le Fort........	2	2	»	5	5	»	7	7	»	0	0

Quels furent pendant cette période mes résultats personnels ? Ils forment un puissant contraste avec tous les autres. Sur 7 amputés : 2 de la cuisse, 5 de la jambe, je n'en perdis aucun ; un amputé du bras, 1 amputé de l'avant-bras, une résection du genou guérirent également, et je ne perdis qu'un amputé de l'épaule, opéré dès son arrivée dans mes salles et qui m'arrivait du service de Chauffard avec un épouvantable phlegmon gangréneux du bras et des accidents généraux graves.

Pourquoi les idées que je professais depuis 1865, pourquoi ces résultats heureux obtenus par leur mise en pratique ne frappèrent-ils pas mes collègues? Pourquoi ces collègues ont-ils continué à perdre leurs amputés, surtout dans cette terrible année 1870-71 où les guérisons furent si rares, tandis qu'en adoptant mes idées, en suivant mon exemple ils eussent obtenu cinq ou six ans plus tôt ces résultats relativement heureux qu'ils obtinrent plus tard avec le pansement de Lister ? Cela tient à plusieurs causes dont quelques-unes sont fort banale. Mon livre des Maternités, qui contenait tout d'abord ces idées, semblait par son titre ne s'adresser qu'aux accoucheurs ; si j'y combattais l'erreur encore acceptée de tous de l'épidémicité indépendante de la contagion, j'avais dû prendre surtout pour objet de démonstration l'infection purulente puerpérale. Dans ma pratique hospitalière, dès 1868, je mis en usage les plus grandes précautions contre la contagion de l'infection purulente chirurgicale et de l'érysipèle, j'entretenais journellement mes élèves de mes idées ; mais elles restaient à peu près inconnues de mes collègues.

En effet, bien qu'élevés dans l'intimité de l'internat, des concours de l'adjuvat, du prosectorat, du bureau central, les chirurgiens des hôpitaux de Paris se visitent peu ou même ne se visitent pas du tout dans leurs services. Pour un peu, si elles avaient lieu, on ne verrait qu'une sorte d'espionnage dans ces visites inspirés par le désir naturel de s'instruire en voyant ce que font des collègues. Si même nous voyons dans nos services des concurrents au bureau central, c'est surtout parce qu'ils y viennent chercher des malades qui font le sujet de leurs conférences ; ils s'informent avec un vif intérêt de notre diagnostic, mais la thérapeutique paraît les laisser fort indifférents. J'ai dû, bien malgré moi, suivre les habitudes reçues, et me priver de visiter des collègues, des amis ; aussi, je pourrais dire que je sais ce qui se fait dans les hôpitaux de l'Angleterre, de l'Allemagne, de la Russie, mieux que ce qui se fait à Paris. J'ai vu opérer la plupart des grands chirurgiens de l'Europe, Fergusson, Syme, Paget, Lawrence, Langenbeck, Esmarch, Billroth, etc.; j'ai vu quand j'étais élève, aide d'anatomie, prosecteur, candidat au bureau central, opérer mes maîtres d'alors, je n'ai jamais vu opérer aucun de mes collègues, mes contemporains. Quant à mes camarades d'études, de concours, je ne les ai jamais vus dans leur services, ils ne m'ont jamais vu dans le mien.

D'ailleurs, je dois le reconnaître, il manquait quelque chose au succès de mes idées. J'avais proclamé la contagiosité de l'infection purulente; je niais les épidémies en dehors de la contagion, mais pour prouver ce fait je n'avais fait que recourir à l'observation, que rapprocher les faits, comparer les résultats de quelques centaines de milliers d'accouchements; il me manquait de pouvoir montrer le microbe qui fait, paraîtrait-il, la contagion, et je n'avais sacrifié aucune hécatombe de chiens ou de lapins. Et puis, les précautions que j'employais n'avaient rien qui pût frapper l'imagination; proscrire les éponges, se laver minutieusement les mains, panser simplement les malades en évitant toute cause de contamination, qu'était-ce que cela? Toutefois, il y avait un pas de plus à faire, et ce pas je ne l'ai fait que plus tard en 1869. Je me bornais par des précautions minutieuses à éliminer le germe-contage; il fallait aller plus loin, il fallait par un agent quelconque détruire ce germe inconnu dans son essence et opposer une barrière de plus à la contamination des blessés sains (si je puis ainsi dire) par le contage venant d'un blessé infecté.

Lorsque je le fis en 1869, comme le témoigne mon mémoire présenté à l'Académie, le 31 mai 1870, Lemaire l'avait déja fait en 1863 et Lister venait de le faire en 1867, en se basant comme Lemaire sur une théorie absolument erronée et en employant de plus des pratiques bizarres, compliquées, pour la plupart inutiles mais admirablement faites pour frapper les imaginations. Lister, qui n'a nulle part montré qu'il croyait l'infection purulente contagieuse, dont la théorie est même en opposition avec la doctrine de la contagion, fit, sans le vouloir, sans le savoir, ce dernier pas, accomplit ce dernier progrès. En voulant tuer le germe-ferment qui n'existe pas, il tua le germe-contage qui malheureusement existe, et il eut l'honneur et le bonheur d'amener dans les résultats opératoires une véritable révolution.

Je suis arrivé maintenant à la période actuelle, à celle de l'antisepsie, et j'aurai à vous montrer comment une théorie fausse a conduit à une pratique excellente dans ses effets et à vous donner la véritable raison des résultats obtenus.

Vous savez tous, Messieurs, que les matières végétales et animales, privées de vie, se décomposent spontanément et présentent divers phénomènes caractérisés du nom de fermentation alcoolique, acétique, putride, etc. On s'accordait à croire que l'air par l'oxygène qu'il renferme était l'agent de ces phénomènes. Deux savants allemands, Schutze et Schwann, avancèrent, vers 1842, que ces décompositions spontanées ne sont pas dues à l'influence de l'air pris dans son ensemble, mais à l'action des germes organisés répandus dans l'atmosphère et agissant par une sorte d'action catalytique. Ure et Helmoltz, en 1843 (*Müller's Archiv*, 1843, p. 453), montrèrent que si on place de la viande et de l'eau dans un vase clos, que l'on chauffe afin de chasser l'air par l'ébullition, la viande ne se putréfie pas, même si on laisse rentrer l'air, pourvu toutefois que cet air ait traversé de l'acide sulfurique concentré ou un tube de porcelaine chauffé au rouge. Par ce moyen on se croyait certain de débarrasser l'air des germes qu'il contenait puisqu'ils étaient détruits par l'acide ou la chaleur.

Il est vrai qu'on pouvait objecter que l'acide sulfurique et surtout la chaleur avaient pu modifier la composition chimique de l'air; mais d'autres savants allemands, Schröder et Dusch, en 1856 (*Annalen der Chemie und Pharm.*, 1854, t. XIII, p. 232), bien longtemps par conséquent avant M. Pasteur, montrèrent que la ouate a la propriété de retenir les germes; que l'emploi de l'acide sulfurique et du tube chauffé au rouge est inutile, et que de la viande bouillie, mise en contact avec de l'air filtré au travers de la ouate, reste plusieurs semaines sans montrer trace de modification.

Du reste, Messieurs, on savait depuis longtemps que pour que la putréfaction ait lieu il fallait trois éléments réunis : l'air, la chaleur, l'humidité; qu'il suffisait de soustraire complètement les matières organiques à l'une quelconque de ces trois influences pour empêcher leur altération, et c'est sur la connaissance de ce fait que sont basés les trois grands procédés de conservation des viandes. Les sauvages des déserts de l'Amérique et encore aujourd'hui les voyageurs de l'Amérique du Sud font sécher la viande coupée en tranches minces pour la conserver et la transporter avec eux ; les légumes desséchés et comprimés constituent depuis fort longtemps pour notre armée et notre marine des conserves précieuses. Dans ce cas, l'eau seul fait défaut.

Dans tous les pays du Nord, principalement en Russie, on vend pendant l'hiver et l'on envoie à de grandes distances du gibier, de la viande naturellement gelés ; le transport des viandes d'Amérique en Europe dans des navires dont la cale est artificiellement refroidie constitue aujourd'hui un important commerce. L'absence de l'élément chaleur a suffi à empêcher la putréfaction. Enfin vous voyez à la porte de tous les épiciers des boîtes de conserves de viandes, de légumes, même de mets tout préparés, et l'on a assuré leur conservation indéfinie en chauffant, à 100 degrés au moins, ces boîtes hermétiquement soudées. Le chauffage a eu pour effet de détruire l'oxygène de l'air de la boîte en le combinant avec la viande ou les légumes et d'y faire le vide, ce dont on s'assure facilement puisque le couvercle de la boîte refroidie devient fortement concave par suite du vide qui s'est formé à l'intérieur. Il y a la chaleur, l'humidité, l'oxygène seul manque, ou seulement les germes tués par la chaleur, mais comme vous le voyez, ici encore, la démonstration pratique a de beaucoup précédé les explications théoriques du laboratoire.

Dans les liquides chargés de matières organiques, la fermentation et la putréfaction font apparaître des milliers d'êtres microscopiques fort divers dont il était difficile d'expliquer la présence. Comment ces êtres microscopiques, ces proto-organismes, pouvaient-ils se former? Fallait-il donc admettre que des matières organiques pouvaient se transformer par la fermentation ou la putréfaction en êtres animés? En 1858, M. Pouchet, dans une note communiquée à l'Institut, prétendit que ces proto-organismes naissent spontanément au sein des infusions de matières végétales, qu'ils ne proviennent pas de la transformation des germes semblables à eux, qu'ils se forment de toutes pièces des éléments divers contenu dans l'infusion, en un mot que leur génération en tant qu'êtres particuliers est spontanée. Ce fut l'origine d'une longue et mémorable discussion sur l'hétérogénie.

Le 6 février 1860, M. Pasteur entre à son tour dans le débat.

Niant la génération spontanée, il soutint que l'air renfermait tous les germes des proto-organismes qu'on voyait se former dans les infusions. Sa doctrine fut celle de la panspermie, et elle peut se résumer ainsi : les matières organiques ou animales ne possèdent pas en elles-mêmes et ne peuvent par elles-mêmes créer le principe qui déterminera en elles la fermentation ou la putréfaction. Ce principe leur est extérieur, il leur est apporté par des germes abondamment répandus dans l'air, et, si par la filtration au travers de la ouate (à l'imitation de Schröder et de Dusch) on purifie l'air des germes qu'il renferme, cet air devient impropre à déterminer la putréfaction.

Pour empêcher les germes contenus dans l'air normal, de l'air tel qu'il existe partout à la surface du sol (car partout les matières organiques non desséchées et à une température supérieure à 0 degré se putréfient ou fermentent au contact de l'air), de déterminer la fermentation et la putréfaction, on se contente donc jusqu'ici de dépouiller l'air de ses germes, soit par le contact avec l'acide sulfurique, soit par la filtration sur la ouate, ou encore par l'ébullition ; nous allons arriver à une autre période : on va maintenant tuer ces germes, on va les rendre inféconds, impuissants, en les mettant en contact avec des substances chimiques *germinicides ;* nous arrivons à l'ère des antiseptiques.

Nous pourrions faire remonter au siècle dernier le début de cette période. En effet, Camper, dans un mémoire inséré en 1788, dans le tome XII (p. 249) des prix de l'Académie royale de chirurgie, étudiant les agents qui peuvent s'opposer à l'action du miasme, du poison de la fièvre intermittente, écrit ceci : « J'ai répété sur l'écorce du saule les expériences de M. Pringle, pour m'assurer de sa vertu antiseptique. J'ai reconnu qu'elle était grande, quoique inférieure de beaucoup à celle de l'écorce de quinquina. Cependant, j'ai préservé de corruption pendant cinq semaines dans une décoction de cette substance, un morceau de viande fraîche exposée à une chaleur de 62, 64 à 68 degrés du thermomètre de Fahrenheit (17 à 20 degrés centigrades). »

Vous savez, Messieurs, que l'on peut retirer de l'écorce du saule, l'acide salicylique, un des plus puissants antiseptiques. Toutefois ce n'est qu'à titre de document curieux que je vous cite ce passage. L'emploi sérieux des antiseptiques pour empêcher la fermentation et la putréfaction est de date toute récente.

En 1863, M. Jules Lemaire, docteur en médecine, publait un livre, réédité en 1865, dans lequel il démontrait qu'on pouvait s'opposer à la fermentation et à la putréfaction, non plus en détruisant les germes par la chaleur, mais par l'action d'une substance à laquelle il donnait le nom d'*antiseptique*. Cette substance était l'acide phénique, découvert en 1834 par Runge (*Annales de Poggendorf*, t. XXXI, p. 69) qui lui avait donné le nom d'*acide carbolique*. Lemaire démontrait qu'une dose extrêmement minime d'acide phénique suffit à arrêter toute fermentation. Il applique aussitôt ces données à la médecine, et il montre que pour « mettre les solutions de continuité des tissus à l'abri de la fermentation, il suffit de les couvrir dès le début, avec des compresses constamment imbibées d'eau phéniquée ; *deux millièmes* d'acide phénique suffisent dans ce liquide pour obtenir ce résultat (p. 406). »

On peut dire que Lemaire est le véritable fondateur de la théorie et de la doctrine antiseptiques, et que, sauf la mise en scène du spray, du protective, du catgut, de la gaze phéniquée, du mackintosh, choses fort inutiles, et en tout cas fort accessoires, toute la doctrine de Lister n'est que la reproduction des idées de Lemaire. On pourrait, même sans injustice, attribuer à Lemaire le spray et le pansement à la gaze phéniquée. Pour tuer les germes de l'atmosphère ambiante il conseille de pulvériser les solutions d'acide phénique, et pour cela « l'on peut, dit-il, se servir de l'ingénieux appareil de M. Sales-Girons. » Plus loin, à propos de pansement il ajoute : « Comme l'acide phénique se vo-
« latilise très rapidement, il faut maintenir sur les surfaces ou
« sur les orifices suppurants de gros gâteaux de charpie ou sim-
« plement d'épaisses compresses imbibées d'eau phéniquée. *De*
« *cette manière, tous les germes que l'air y dépose sont tués, et le*
« *travail naturel de réparation s'opère sans entraves* (p. 406). »

Pourquoi l'immense succès de Lister et l'insuccès complet de Lemaire? C'est que Lemaire avait été trop loin et qu'il avait voulu faire de l'acide phénique une panacée universelle ; quelque chose comme une médecine Raspail ; c'est que Lemaire, n'étant pas chirurgien d'hôpital, ne pouvait montrer les résultats que sa méthode eût certainement donnés, tandis que Lister, chirurgien de grande valeur, séduisit de suite tous ceux qui suivirent son service par les remarquables réunions primitives qu'il obtenait par son pansement. C'est que le charlatanisme de deux ou trois médecins peu dignes de ce nom s'empara bientôt de la médication phéniquée, et leurs réclames jetèrent sur Lemaire, son premier auteur, une défaveur qui s'étendit facilement à la méthode elle-même.

Rien de pareil ne pouvait exister pour Lister qui par son caractère élevé, sa science profonde, honore la profession, pour Lister, qui peut, au point de vue des idées, rencontrer des adversaires, parmi lesquels je figure, mais qui au point de vue de la personnalité ne peut rencontrer que des amis, parmi lesquels j'espère qu'il veut bien continuer à me compter.

La première publication de Lister date du 16 et du 27 mars 1867; à cette époque il fit paraître dans *the Lancet* un travail basé sur six observations de fractures compliquées traitées par l'emploi de l'acide phénique, et pour la première fois il exposa ses idées sur l'influence des germes atmosphériques. Elles sont développées magistralement dans les articles *Amputation* et *Antiseptic Treatment* insérés dans le cinquième volume du *System of Surgery* de Holmes.

« Pas de germes atmosphériques, pas de fermentation, pas de putréfaction, » avait dit Pasteur. « Pas de suppuration si on tue les germes, » avait dit Lemaire (p. 20). « Pas de germes, pas de suppuration, » répète Lister.

« Si les lèvres de la plaie sont en juxtaposition, la lymphe les accole l'une à l'autre, et comme elles sont environnées de toutes parts de tissus sains, cette lymphe se transforme en quelques jours en un tissu vasculaire qui constitue un trait d'union permanent entre elles; mais si ces lèvres de la plaie sont séparées par du sérum retenu dans sa profondeur, naturellement la réunion immédiate est empêchée; et *le sérum se putréfiant sous l'influence de l'atmosphère, irrite les tissus et donne naissance à la suppuration* (p. 609.) »

Toutefois, comme Lister, quel que soit son attachement à sa doctrine du germe, est un chirurgien expérimenté, un observateur sagace, il ajoute aussitôt que la persistance d'une irritation locale, que des sutures trop serrées amènent de l'inflammation (d'après lui par action reflexe) et convertissent en plaie suppurante une plaie qu'on espérait réunir par première intention. Quelques pages plus loin, à l'article intitulé : traitement antiseptique, il formule et explique sa doctrine.

« Dans une plaie exposée, pansée à la manière ordinaire, c'est-à-dire par le pansement à l'eau ou les fomentations, l'observation nous montre que le sang se putréfie, comme s'il était exposé à l'air à la même température, dans un vase de verre ou autre substance inerte. Ce fait explique toutes les fâcheuses conséquences qui en dérivent. Les produits de la putréfaction sont des substances irritantes et toxiques; et, *quoique parfaitement inoffensifs quand ils sont appliqués sur un ulcère couvert de granulations*, qui lui constituent une couche protectrice privée de sensibilité, toute disposée à suppurer et non à absorber, ils (ces produits) agissent différemment sur une plaie *récente*, laquelle ressent violemment le contact du poison et par imbibition le fait pénétrer dans la circulation. Le résultat inévitable est l'inflammation locale et les troubles fébriles. Pendant ce temps, les portions de tissu qui ont été tuées par la violence de la blessure, au lieu de conserver leur caractère inoffensif primordial et de servir d'aliment aux tissus voisins vivants, deviennent de plus en plus irritants par les progrès de leur putréfaction, et elles irritent non seulement les parties voisines affaiblies et retardent leur guérison, mais elles produisent sur elles un effet caustique et étendent la mortification bien au delà de ses limites primitives. *La persistance de cette stimulation anormale donne, à la longue, naissance à de la suppuration qui affaiblit le malade en proportion de sa quantité et dans quelques cas le fait mourir de fièvre hectique et quelquefois de pyémie.* » (System of Surgery, t. V, p. 617.)

Voilà la doctrine et la vraie doctrine, telle que l'a formulée Lister, et non cette espèce de légende qu'ont créée des élèves et des chirurgiens qui ne paraissent connaître les publications de Lister que par ouï-dire; qui s'imaginent que Lister a visé par l'acide phénique le germe contage spécial à l'infection purulente, à la fièvre puerpérale, germe voyageant dans l'air. Lister n'a eu en vue que les germes organiques suspendus dans l'atmosphère, qui pour Pasteur sont les agents de la fermentation et de la putréfaction. En contact avec une plaie ils putréfient les liquides qui la baignent, sang, sérum ou lymphe plastique; ces produits putréfiés deviennent toxiques, deviennent des poisons. *Sur une plaie récente* ces poisons sont absorbés ; vont-ils donner lieu à l'infection purulente? Pas du tout. Lister n'a rien dit de pareil, il vont donner naissance à de la fièvre. C'est l'explication de la fièvre traumatique par action des germes, et rien de plus. Mais ils agissent aussi localement, ils irritent non seulement la plaie mais les parties voisines, produisent sur elles un effet caustique (ce qui serait difficile à démontrer) et déterminent la suppuration : *Which weakens the patient in proportion of its amounts, and in severe cases* OFTEN carries *him of by hectic and* OCCASIONNALLY *by pyemia.* C'est donc seulement, pour M. Lister, la suppuration qui cause l'infection putride souvent et l'infection purulente quelquefois; mais pourquoi, comment, par quel mécanisme? C'est ce que Lister n'a pas dit, et il ne pouvait pas le dire; parce que sa théorie est absolument incapable de rendre le moindre compte des épidémies d'infection purulente ; pas plus qu'elle ne rend compte des infections purulentes primitives, isolées, en dehors de tout ce que l'on a appelé épidémies.

Vous remarquerez, Messieurs, la distinction que veut établir Lister entre les plaies récentes et les plaies anciennes. Il semblerait que puisque les germes ferments sont si pernicieux, on devrait partout les poursuivre et les combattre; eh bien! non, ces germes ferments sont *perfectly harmless when applied to a sore covered with granulations ;* pourquoi? c'est que ces plaies déjà anciennes, couvertes de granulations, sont tout disposées à suppurer et non à absorber : *readily excited to suppuration instead of absorption.* Mais puisque la suppuration abondante épuise le malade et dans les cas graves amène *souvent* la fièvre hectique et *quelquefois* l'infection purulente, pourquoi la suppuration des plaies couvertes de granulations est-elle si bénigne? C'est ce que ne dit pas M. Lister, car suivant lui l'absorption dans les plaies récentes n'amène que la fièvre et non l'infection purulente, laquelle est le résultat de la suppuration.

Je crois qu'on peut se rendre compte de ces contradictions et de ces obscurités. L'impression qui pour moi a toujours résulté de la lecture, souvent répétée, des travaux de M. Lister, c'est qu'il n'a eu en vue que la réunion par première intention, la guérison sans suppuration. C'est par ses beaux résultats dans la réunion primitive qu'il a tout d'abord séduit les chirurgieus qui ont été visiter son service et ceux qui dès le début ont adopté son pansement, et avec le pansement les idées sur lesquelles il était basé. Or M. Lister est trop bon observateur pour n'avoir pas remarqué que son pansement est tout simplement détestable quand on l'applique sur des plaies déjà en suppuration. Si cependant vous voyez dans nos hôpitaux des chirurgiens appliquer *par fas et nefas* le pansement de Lister même sur des plaies qui suppurent abondamment, c'est que rien n'est puissant comme le fanatisme de la mode et la force de la routine.

Je n'ai pas pour habitude de me prononcer avant d'avoir vu et étudié; lors donc que le pansement artiseptique fut mis en honneur, je voulus me rendre compte de ses effets et l'étudier sérieusement. Je priai M. Lucas Championnière de venir faire mon éducation sur ce point, et il s'y prêta avec beaucoup de bonne grâce. Puis, je décidai qu'à partir du 1er avril 1877 tous mes malades, sans distinction, seraient traités par le pansement antiseptique rigoureux. Je m'en trouvai bien pour les plaies récentes; le résultat fut déplorable pour les plaies déjà en suppuration, à tel point que pour quelques malades, le devoir strict qui incombe à tout chirurgien, m'obligea d'abandonner le Lister et de revenir à mon pansement ordinaire. En effet quand une plaie, suppurant abondamment, est pansée antiseptiquement, le pus dissout l'acide phénique qui imbibe la gaze phéniquée, et son contact irrite tellement la peau, même la peau saine, qu'elle rougit et s'ulcère.

Je continuai l'expérience jusqu'à la fin de juillet; à ce moment ma conviction était faite, et quand, après les vacances, je repris en octobre le service, tout en renonçant définitivement au pansement listérien, je cherchai par des expériences diverses à me rendre compte de son mode d'action et des heureux effets qu'il produisait sur la cicatrisation des plaies récentes.

On a rapproché les succès du pansement de Lister de ceux de la méthode sous-cutanée, et l'on a dit que si la méthode sous-cutanée supprimait le contact de l'air *entier*, la méthode de Lister supprimait les ferments qui seuls par leur présence donnent à l'air ses qualités nocives.

Il n'y a pas plus de vérité pour l'une que pour l'autre des explications. Ce n'est pas par son action chimique, fermentescible que l'air, dans la ténotomie mal faite, détermine la suppuration, c'est simplement parce que s'interposant entre les parties divisées, il empêche leur contact et par suite leur réunion par première intention. Or voici ce que j'écrivais en 1866 (*Gaz. hebdo-*

mad., p. 449), un an avant que M. Lister songeât à sa méthode.

« Lorsqu'un bistouri étroit, enfoncé sous la peau, divise un tendon; les deux bouts du tendon divisé se rétractent dans leur gaine, ils laissent donc entre eux un intervalle. Si la section a été faite sans les précautions usitées; si on l'opère comme nous l'avons fait, il y a quelques années déjà, sur les animaux, au moyen d'un petit ténotome très étroit, mené dans l'intérieur de la canule d'un trocart, enfoncé tout d'abord jusqu'au tendon, au moment où le ténotome opère la section, au moment où les extrémités tendineuses se rétractent, l'air pénètre pas la canule jusqu'au fond de la plaie et remplit l'espace laissé vide par ces extrémités, et une cavité remplie d'air est interposée à ces extrémités. »

« Si, au contraire, on opère avec les précautions usitées en médecine opératoire, au moment où le tendon coupé se rétracte, au moment ou le vide se fait, comme l'accès de l'air ne peut avoir lieu, les parois de la gaîne tendineuse attirées par le vide qui tend à s'effectuer, pressées par le refoulement des parties qui l'environnent, comblent cet espace; aucune cavité n'existe, partout des tissus vivants sont en contact et la plaie se trouve alors dans les conditions exigées pour l'organisation par première intention du blastème plastique secrété par les vaisseaux des tissus intéressés par l'incision ou excités par le travail qu'elle amène autour d'elle. »

« Ce n'est donc pas parce que la plaie ne renferme pas d'air, c'est parce que les tissus qui la constituent sont en rapport exact, sont accolés les uns avec les autres, que la réunion sans suppuration a lieu. C'est là la condition indispensable à toute réunion immédiate, que la plaie soit sous-cutanée ou à la surface du corps, cette réunion immédiate n'aura lieu que si les deux surfaces cruentées sont en rapport exact; et il importera très peu que les bords affrontés d'une plaie baignent ou non dans l'air atmosphérique. »

Que fait M. Lister? Il nous montre mieux, beaucoup mieux qu'on ne l'avait fait, que la plaie sécrète un excès de lymphe plastique, il nous montre à lui donner issue par des drains bien appliqués; il montre à tenir en contact parfait, par la compression, les lèvres de la plaie, et nous enseigne de cette façon comment on peut réaliser les conditions indispensables à la réunion par première intention. Restons pour le moment dans l'examen des théories doctrinales.

Si la théorie de M. Lister dérivée de celle de M. Pasteur était vraie, une plaie traitée par le pansement antiseptique ne devrait pas avoir une seule goutte de suppuration. Eh bien! Messieurs, visitez les services des plus fervents adeptes du traitement antiseptique, et vous verrez que l'immense majorité de leurs opérés suppurent. Je sais bien qu'on peut toujours dire que le pansement n'a pas été fait avec toute la rigueur voulue ; mais alors qu'est-ce qu'un pansement qui malgré un outillage si compliqué, et j'ajouterai si coûteux, échoue dans l'immense majorité des cas, et donne un démenti formel à la théorie ?

Ne perdez pas de vue, Messieurs, que la doctrine de Lister vise les germes normaux de l'air, ceux qu'on rencontre partout, puisque partout, à la ville comme à la campagne, les matières putrescibles se putréfient, quand elles trouvent réunies l'air, la chaleur et l'humidité. Si la doctrine est vraie, les chances de suppuration et par conséquent les chances de mort devront être les mêmes partout, et la mortalité partout sensiblement égale ; variant cependant un peu suivant la science et l'expérience du chirurgien, de telle sorte qu'on pourra s'attendre à la voir un peu moins élevée dans les grandes villes et surtout dans les grands hôpitaux, là où on peut espérer rencontrer des chirurgiens doués de plus de savoir et d'expérience. Or c'est tout le contraire qui arrive, et non seulement la mortalité est très différente dans les villes et dans les campagnes, mais elle atteint son maximum précisément dans les hôpitaux des grandes villes et spécialement dans ceux de Paris. Si cette théorie est vraie, comment expliquer ces mortalités si intenses parfois, ces épidémies qu'on rencontre dans les services de chirurgie comme dans les maternités et qui frappent les accouchées comme les amputés? Tout cela ne peut s'expliquer avec la doctrine des germes ferments.

Il n'est du reste pas besoin d'insister beaucoup sur ce point, un fait d'expérience clinique a suffi pour réduire au néant le plus absolu toute la théorie des germes-ferments, toute la théorie de Pasteur en tant qu'appliquée à la chirurgie comme l'a fait M. Lister. Puisque dans les croyances des antiseptiques il suffit de se mettre à l'abri de ces germes pour mettre le malade à l'abri de l'infection purulente, il est évident que l'on va faire courir au malade un danger immense, qu'on va se trouver en présence d'une mortalité effroyable, si au lieu de se mettre, dans une mesure aussi petite que vous voudrez, à l'abri de ces terribles agents par un pansement quelconque, on laisse la plaie sans aucune protection, sans aucun pansement exposée aux affreux ravages des ferments. Eh bien ! cette abominable expérience a été faite, à une époque il est vrai où nous étions inconscients de la présence dans l'air de ces redoutables ennemis.

Au commencement de ce siècle Kern, chirurgien de Vienne, avait traité les plaies par une méthode que les Allemands appellent *Offene Behandlung*, le pansement ouvert, et que l'on pourrait mieux encore appeler le pansement sans pansement, puisque Kern n'en faisait aucun. En 1867 le professeur Billroth ayant été remplacé à Zurich par le professeur Rose, celui-ci revint à la pratique de Kern, c'est-à-dire qu'il ne fit aucun pansement. En 1872 le Dr Krolein publia les résultats obtenus par son maître et les rapprocha de ceux obtenus dans le même service, de 1860 à 1867, par M. Billroth, lequel employait les pansements en usage à cette époque. Voici quels furent les résultats pour les grandes amputations.

	Clinique de Zurich.					
	Billroth (1860-1867).			Rose (1867-1871).		
	Opérés.	Morts.	Mortalité p. 100.	Opérés.	Morts.	Mortalité p. 100.
Amputation de cuisse.....	28	23	82	25	7	28
— de jambe.....	34	19	55.8	10	1	10
— du bras.......	15	8	53.3	13	2	15
— de l'avant-bras	23	4	17.3	10	»	»
	100	54	54	58	10	17.2

Ainsi, Messieurs, même en laissant les plaies de ses opérés accessibles à tous les germes de la Suisse, Rose ne perdit que 17 pour cent de ses opérés, quand Billroth qui s'en abritait au moins un peu, en couvrant la plaie d'un pansement, en avait perdu 54 pour cent. Si les doctrines de Lister étaient vraies, Rose aurait dû perdre tous ses opérés. Or, non seulement ses résultats furent excellents comparés à ceux d'un chirurgien faisant usage du pansement ordinairement employé à cette époque ; mais je vous montrerai plus tard qu'ils furent meilleurs encore que ceux obtenus par M. Lister lui-même, de 1870 à 1874, et aussi par d'autres chirurgiens faisant usage de son pansement.

Je n'avais pas de meilleur moyen de montrer à mes élèves combien est fausse la théorie des germes, que d'imiter sur quelques-uns de mes opérés la pratique de Rose. Je choisis pour exemple d'abord à Beaujon un malade auquel j'amputai à la fois une cuisse et une jambe pour un accident de chemin de fer et certes l'on ne dira pas que je choisissais un cas favorable. Je ne fis aucun pansement ; rien, pas même un morceau de tarlatane, ne recouvrait les plaies d'amputation, qui en quelques jours se couvrirent de ce duvet qu'abandonne toujours le linge des hôpitaux. Tous les germes de Paris, ou tout au moins ceux de Beaujon avaient toute liberté d'agir, et cependant il n'y eut pas l'ombre d'accident et la guérison ne fut pas un instant douteuse. Je refis la même chose à l'Hôtel-Dieu, quand je pris possession du service, sur une femme amputée de la cuisse pour un sarcome du tibia. Ici encore le succès fut complet. Si les germes étaient aussi terribles que le veut la théorie de Lister, mes deux malades eussent succombé, et cependant il n'en fut rien. De pareils faits, surtout quand ils se répètent comme à Zurich pendant plusieurs années et sur 58 amputés, ne laissent plus aucune incertitude ; ils renversent absolument pour tout homme qui se donne la peine de réfléchir, toute la doctrine des germes-ferments appliquée à la chirurgie.

Vous vous demanderez sans doute pourquoi alors je me donne la peine de faire des pansements. La réponse est facile.

D'après ce que j'ai observé chez mes deux opérés, il m'a paru que la guérison aurait été plus prompte avec les pansements que j'emploie d'ordinaire. D'ailleurs, une plaie laissée sans pansement oblige à beaucoup plus de précautions pour empêcher que les couvertures ne viennent la frôler, ou qu'un mouvement du malade ne tiraille les lambeaux. C'est à titre de démonstration irréfutable que j'ai laissé les plaies de mes deux malades exposées à tous les germes de Paris ; mais la méthode me paraissant avoir pour le malade et pour le chirurgien des inconvénients que ne compense aucun avantage, je ne dois pas l'employer davantage.

Ce que je viens de vous dire du pansement de Lister peut vous faire soupçonner ce que je pense du pansement imaginé en 1870 par M. Alph. Guérin. Sa théorie est absolument basée sur celle de M. Pasteur. M. Guérin s'est dit sans doute que, puisque la ouate arrêtait les germes, il n'y avait qu'à interposer une barrière de ouate entre la plaie et l'atmosphère pour assurer à coup sûr la guérison de cette plaie, puisque l'air n'arriverait à sa surface qu'après s'être dépouillé de ses germes. Malheureusement M. Alph. Guérin avait oublié que dans les expériences de Schröder et de Dusch et plus tard dans celles de M. Pasteur l'air traversait la ouate qui bouchait la tubulure du flacon, parce qu'on avait fait, soit par l'ébullition préalable, soit par l'aspiration, le vide dans le flacon; mais que la plaie n'est pas douée d'une force d'aspiration telle, qu'elle puisse arriver à faire traverser à l'air une couche énorme de ouate fortement comprimée. De plus, l'adhérence de la ouate à la peau n'est pas telle que l'air ne puisse s'insinuer jusqu'à la plaie entre la peau et la ouate; enfin M. Alph. Guérin n'avait oublié qu'une précaution, c'était de commencer par supprimer de la ouate, avant de l'employer, l'air et les germes qui y sont emprisonnés; de telle sorte qu'au défaut de vouloir appliquer aux complications des plaies une théorie qui ne peut s'y appliquer, sa méthode avait de plus le défaut capital de ne pas réaliser du tout les données de la théorie. On ne saurait donc pas s'étonner si dans la visite que firent à l'Hôtel-Dieu et dans le service même de M. Guérin, MM. Larrey et Gosselin, en qualité de commissaires de l'Institut, le pansement qui fut enlevé devant eux était plein de vibrions et répandait une odeur infecte.

Cependant, comme on avait encore le souvenir récent des désastres chirurgicaux des hôpitaux et des ambulances pendant le siège de Paris, ce pansement, qui avait de grandes prétentions, peu justifiées, à la sécurité des amputés, jouit quelque temps d'une certaine faveur. Je l'ai pratiqué parce que l'étudier était mon devoir; si je ne l'ai pas adopté c'est parce que j'ai mieux; mais je ne lui conteste pas certains avantages. Il diminue la douleur, immobilise les lambeaux, met le moignon à l'abri des chocs, des changements de température. Quelque erronée que soit la théorie sur laquelle ce pansement est basé, M. Guérin a rendu à la chirurgie et surtout à la chirurgie d'armée un grand service en montrant jusqu'à quel point extrême on peut, sans inconvénient, pousser la pratique du non-renouvellement du pansement et en fournissant le moyen de pouvoir, avec le minimum d'inconvénients, évacuer des amputés à de grandes distances.

Il est cependant une complication des plaies à laquelle peut s'appliquer la doctrine de M. Pasteur, c'est cette *septicémie chronique* qui, sous un nom nouveau, n'est autre chose que cette forme d'empoisonnement que Gaspard (de Saint-Étienne) nous a fait connaître en 1822 sous le nom *d'infection putride*. Cette forme, caractérisée par l'altération du pus, par des accès fébriles se montrant tous les soirs, par la perte rapide des forces et de l'appétit, par l'amaigrissement, par la diarrhée, en un mot par la *fièvre hectique*, nous la trouvons rarement après les amputations, quelquefois dans les fractures compliquées, dans les coxalgies suppurées, trop souvent dans les abcès par congestion spontanément ouverts ou ponctionnés par le chirurgien.

Mais, si la théorie des germes a pu nous apprendre à quel élément de l'air est due probablement cette altération du pus, l'observation clinique n'a pas attendu l'expérimentation du laboratoire pour reconnaître, apprécier et éviter l'influence nocive de l'air; pour savoir qu'il faut faciliter l'évacuation du pus par les débridements et les drainages; pour savoir qu'il faut laver ces foyers avec des liquides désinfectants; pour savoir que le danger des abcès par congestion commence surtout avec leur ouverture; et M. Jules Guérin, en particulier, n'a pas attendu qu'on lui dise quel pouvait être le rôle des germes dans l'atmosphère pour inventer, en 1841, un appareil spécial destiné à permettre d'ouvrir ces abcès, par la méthode de l'aspiration, sans y laisser pénétrer l'air; ni Reybard, pour inventer, il y a trente-sept ans, la canule à soupape de baudruche, s'opposant à l'entrée de l'air dans la plèvre pendant la thoracentèse.

Aujourd'hui nous nous mettons à l'abri de la décomposition du pus des abcès froids ou des abcès par congestion, spontanément ou chirurgicalement ouverts, par des lavages avec des substances antifermentescibles telles que la teinture d'iode très diluée, l'acide phénique, l'alcool camphré, etc.

Peut-être, Messieurs, quelques-uns d'entre vous se faisaient-ils une idée toute différente de la doctrine Listérienne; peut-être quelques-uns croyaient-ils que le pansement antiseptique avait pour but de détruire les germes infectieux de l'infection purulente, de la fièvre puerpérale, répandus dans la salle, attachés aux instruments, aux doigts du chirurgien, aux instruments : ils seraient à cet égard dans une erreur complète, cette théorie ne serait autre alors que celle de la contagion, la théorie non plus du germe-ferment, mais celle du germe-contage ; et pour ce qui concerne l'infection purulente cette théorie est la mienne et non celle de Lister; elle a précédé de deux ans les premiers travaux de M. Lister, qui du reste ne parle nulle part de la contagion, du germe-contage et ne vise jamais d'après la doctrine de M. Pasteur, que les germes-ferments de l'air atmosphérique, les germes de la fermentation, de la putréfaction.

Laissons de côté la théorie et arrivons aux faits. Ici le tableau change du tout au tout.

D'abord, le pansement antiseptique ou de Lister procure des réunions par première intention beaucoup plus fréquentes et plus complètes que nous ne les obtenions jadis. En second lieu, sa mise en pratique a eu pour résultat de diminuer d'une manière notable et absolument incontestable la mortalité de nos hôpitaux. Repoussant absolument la doctrine sur laquelle il est basé, j'aurai à vous expliquer d'abord pourquoi et comment ce pansement facilite la cicatrisation des plaies récentes et leur réunion primitive; je vous montrerai ensuite pourquoi ce pansement, que je critique si vivement, a pu faire diminuer la mortalité, et je vous montrerai enfin pourquoi je trouve cependant tout à fait irrationnel et inutile le pansement qui a donné de si bons résultats relatifs.

Abordons d'abord le premier point. Les germes de l'air putréfient le sérum, et cette putréfaction provoque la suppuration. L'acide phénique, en tuant les germes, empêche la putréfaction et par suite la suppuration : telle est la doctrine. Dans l'application, nous nous trouvons de suite en présence d'une question de dosage qui a, comme vous le verrez, une importance capitale. Que les germes de l'atmosphère soient, comme le veut M. Pasteur et comme je ne fais nulle difficulté à l'admettre, les agents de la fermentation et de la putréfaction des matières organiques, il n'en est pas moins d'une observation journalière que la plus minime quantité d'acide phénique mêlée à une solution de gomme, de tannin, ou à de l'empois d'amidon, etc., empêche absolument la production des moisissures. Vous savez du reste que l'acide salicylique est journellement employé pour la conservation des vins, de beaucoup de substances alimentaires, et il est évident qu'on ne l'y introduit qu'à doses très faibles. Lemaire, qui, bien avant M. Lister, croyait aussi que les germes amenaient la putréfaction des liquides de la plaie et la suppuration, cherchait à les tuer lui aussi par l'acide phénique ; mais comme il savait qu'une dose très minime d'acide phénique suffit pour cela, il n'employait qu'une solution au *deux-millième*. Que fait M. Lister, au contraire ? Il emploie des solutions au cinquante-millième, et, dans les fractures compliquées, il emploie un mélange de dix parties d'acide phénique sur cinquante parties d'alcool, c'est-à-dire une solution au deux-cent-millième ou au cinquième. Cette solution est absolument caustique, et les autres sont assez fortes pour agir même sur la peau du chirurgien qui les manie. Il y a là une contradiction flagrante, absolue entre la doctrine et les moyens d'application.

Or, c'est précisément à cette concentration des doses, absolument inutile s'il ne s'agissait que de tuer les germes atmosphériques, qu'est due l'action si favorable de cette partie du pansement quand il s'agit d'obtenir la réunion par première intention. A cette dose presque caustique l'acide phénique n'agit plus seulement comme antiseptique, il agit aussi, il agit surtout comme coagulant. Vous connaissez l'effet qu'il produit sur la plaie, qui perd sa couleur vermeille pour prendre celle de la viande fumée ; vous connaissez l'effet produit sur le sang mêlé, dans la cuvette, à l'eau qui a servi au lavage ; ce sang se coagule en grumeaux si fins que l'eau prend l'apparence d'une boue brunâtre plus ou moins épaisse. Ces modifications d'aspect traduisent une modification matérielle à laquelle le meurtre des germes est absolument étranger. Du côté de la plaie, cette modification, qui consiste dans la coagulation de l'albumine, dans la corrugation des vaisseaux, se traduit par la cessation de l'hémorrhagie capillaire, par un changement dans la quantité et dans la qualité de la lymphe plastique. C'est à cela et non à l'action *germinicide* de l'acide phénique que vous devez attribuer les heureux effets obtenus par l'emploi de ces solutions fortes. Ce qui le prouve, c'est que beaucoup de substances astringentes ou caustiques, surtout mélangées à l'alcool, et qui *à faible dose n'empêcheraient pas dans une solution putréfiable l'apparition des moisissures comme le fait l'acide phénique*, produisent à dose concentrée, quand on les applique sur une plaie, les mêmes effets physiques et physiologiques que les fortes solutions d'acide phénique. C'est à la force de la solution, à ses propriétés astringentes, presque caustiques, à son action sur les vaisseaux vivants et non à son action sur les germes, que cette partie du pansement doit son influence heureuse quand on cherche à obtenir la réunion par première intention, ou quand il s'agit du traitement d'une fracture compliquée récente. Substituez le chlorure de zinc, le sulfate de zinc, etc., à l'acide phénique, et vous obtiendrez les mêmes résultats. Cependant, je me hâte de le dire, l'acide phénique, par la facilité avec laquelle on peut employer des solutions à tous les degrés de concentration, par l'absence de résidu après son emploi, me paraît supérieur aux autres agents. Ce qui le prouve, c'est que si vous employez des solutions d'acide phénique à *un* ou *deux millièmes*, solutions qui, à cette dose faible sont *germinicides*, puisqu'elles empêchent la fermentation, vous n'obtiendrez pas pour la réunion par première intention les effets heureux que vous donnent, dans quelques circonstances, les solutions fortes.

Un autre détail du pansement a également une grande importance. Il y a soixante ans que Syme insista beaucoup sur la nécessité de ne pas fermer toute la plaie par des sutures et de laisser une libre issue à la lymphe plastique épanchée. L'usage du drain n'est pas et ne saurait être revendiqué par M. Lister; mais plus énergiquement que tout autre M. Lister a insisté sur cette circonstance, que la quantité de lymphe plastique sécrétée par une plaie dans les premières vingt-quatre heures est presque toujours supérieure à la quantité susceptible de s'organiser. Une partie plus ou moins considérable doit donc pouvoir être expulsée; si on ne permet pas cette expulsion, la peau maintenue par les points de suture peut bien se réunir, mais la lymphe plastique en excès, retenue dans la profondeur de la plaie, joue le rôle de corps étranger, amène de l'irritation, empêche la réunion profonde et provoque la suppuration. Le résultat de cette pratique défectueuse est l'apparition de la fièvre, d'accidents généraux et la formation d'un abcès. M. Lister a montré, mieux qu'on ne l'avait fait, la nécessité du drain dans les parties profondes de la plaie. C'est à l'ensemble de ces précautions : lavage de la plaie avec une solution fortement astringente, placement d'un drain, compression bien faite, qu'il faut attribuer la réussite plus fréquente de la réunion par première intention : le spray, le protective, la gaze phéniquée, le mackintosh, qui ne s'adressent qu'aux germes atmosphériques, aussi innocents qu'impuissants, sont sans aucune utilité.

J'ai fait cependant, à propos de l'emploi de la solution phéniquée forte, quelques remarques qui demandent un supplément d'observation, mais que je veux, dès aujourd'hui, vous soumettre. Il m'a paru que l'emploi de ces solutions phéniquées fortes était plus nuisible qu'utile quand les lambeaux qu'on cherchait à réunir n'étaient constitués que par la peau ; tandis qu'au contraire, les solutions étaient éminemment utiles quand les lambeaux étaient d'une certaine épaisseur. Ainsi, par exemple, s'il s'agit de réunir la paroi abdominale divisée dans une ovariotomie, les lambeaux d'une amputation, les deux lèvres d'une plaie d'opération sur le sein, quand on a traversé une partie de la glande pour extraire une tumeur située dans sa profondeur, l'attouchement de la plaie avec la solution phéniquée forte facilite la réunion. C'est ainsi que vous avez pu voir, la semaine dernière, une ovariotomie guérie en cinq jours, sans une goutte de suppuration. Mais si, pour extraire une tumeur sous-cutanée ou une tumeur du sein superficiellement placée, le lambeau dont il faut obtenir la réunion n'est formé que par la peau disséquée sur une certaine étendue, la solution forte me paraît nuire à la réunion. Peut-être pourrait-on donner une explication de ces différences. La solution phéniquée forte produit sur la peau une sorte d'anesthésie, dont la main de l'opérateur qui en a fait usage garde le souvenir pendant plusieurs heures, l'innervation d'un large et mince lambeau de peau doit donc être affaiblie par le lavage, qui par la corrugation des vaisseaux, diminue également la circulation. Ce double effet pourrait bien avoir pour résultat de nuire à la réunion primitive, précisément au moment où elle devrait s'effectuer. De nouvelles observations infirmeront ou confirmeront ces remarques.

Il me reste maintenant à vous montrer comment et pourquoi ce pansement basé sur une théorie fausse a cependant amené une notable diminution dans notre mortalité hospitalière.

La pratique de pansement de Lister a fait diminuer la mortalité hospitalière, cela est absolument incontestable. Il ne faudrait pas croire cependant, comme beaucoup de chirurgiens paraissent le penser, qu'on peut, avec l'emploi des antiseptiques, faire impunément toutes les opérations, qu'une amputation est aujourd'hui chose de peu d'importance pour la vie et que notre mortalité hospitalière est à peu près nulle. On se fait aisément des illusions, l'on oublie facilement les revers pour ne se souvenir que des succès, et cela avec la meilleure foi du monde, car lorsqu'un chirurgien habitué depuis longtemps à perdre presque tous les amputés, arrive au contraire, par un pansement nouveau à obtenir des succès relativement fréquents; par une réaction toute naturelle il arrive à regarder ces succès à peu près comme constants (1). Aussi ai-je voulu connaître la vérité vraie, et pour cela j'ai pris la peine de relever dans nos hôpitaux les amputations de cuisse et de jambe pratiquées en 1882, 1883, c'est-à-dire dans les deux années dernières, pour les comparer aux mêmes amputations faites, dans les mêmes hôpitaux, en 1868 et 1869, avant l'ère des antiseptiques.

En établissant ce bilan de notre mortalité hospitalière, j'ai dû laisser de côté l'hôpital Saint-Louis; l'administration et les chirurgiens de cet hôpital ont malheureusement oublié, que nous, chirurgiens d'hôpitaux, chargés d'un service public, nous devons compte au public de nos résultats. Le registre des opérations, est si mal tenu dans cet hôpital, depuis trois ans surtout, que le relevé pour 1882 et 1883 se borne à cinq ou six opérations, et que pour 1884, du 1er janvier au 1er novembre, on n'a noté aucune opération quelle qu'elle fût.

J'excepte naturellement de ce tableau ma statistique personnelle, puisque je veux comparer les résultats de ma pratique avec ceux de la pratique de mes collègues. J'excepte aussi celle de M. Després, puisqu'il n'est pas listérien, pas du tout contagionniste et qu'il préconise un pansement qu'il a dénommé lui-même « le pansement sale ». Du reste, ses résultats ne parais-

(1) En novembre 1877 je demandai à M. Alph. Guérin la communication de sa statistique personnelle depuis qu'il faisait usage de son pansement. Notre collègue me répondit qu'il ne la possédait pas, mais il ajoutait dans sa lettre : « Je peux, toutefois, vous affirmer que depuis l'application de mon pansement l'infection purulente n'a jamais été vue dans mon service. » Attaqué violemment à la tribune de l'Académie par M. Alph. Guérin, pour avoir critiqué quelque peu son pansement, je fus amené à consulter les registres de l'Hôtel-Dieu, et je constatai que pour les deux années 1872-1873, sur *six* amputés de cuisse, M. Guérin avait eu *six* morts, dont deux étaient notés comme morts d'infection purulente et un troisième d'érysipèle gangréneux. On voit combien il faut, même avec la plus complète bonne foi, se méfier des souvenirs toujours un peu vagues (*Acad. de méd.* 25 juin 1878).

sent pas encourageants et ils auraient aggravé injustement les résultats généraux de nos autres collègues, car sur six amputés de cuisse en 1882 et 1883, M. Després a eu quatre morts.

Presque tous, sinon tous, mes autres collègues sont plus ou moins listériens. Si donc nous faisons le relevé de leurs résultats, nous devrons voir éclater dans tout son jour cette merveilleuse sécurité que nous donnent le spray, la gaze phéniquée, le mackintosh, l'acide phénique sous toutes ses formes. Exception faite des amputations de M. Després, de celles de l'hôpital Saint-Louis, des miennes et aussi de celles des hôpitaux Tenon et Laënnec qui n'existaient pas en 1868 et 1869, il y eut dans nos hôpitaux 60 amputations de cuisse, que je dois réduire à 57, car le résultat pour un malade n'est pas consigné sur les registres et les deux autres sont sortis de l'hôpital, non guéris après un long séjour. Vous pourriez croire que grâce au merveilleux pansement de Lister ces 57 amputés ont guéri ; vous seriez dans une complète erreur, car il n'en guérit que 33 et il en mourut 24. La mortalité est donc de 42 p. 100, beaucoup plus que le tiers et presque la moitié des opérés. 66 malades furent amputés de la jambe, il en guérit 42, il en mourut 25 : ici encore plus que le tiers, puisque la mortalité fut de 37, 3 p. 100. Nous sommes bien loin de cette innocuité presque absolue que l'on semble accorder aux opérations pourvu qu'elles soient faites antiseptiquement. Le pansement antiseptique a complètement échoué sur 49 opérés, puisqu'il a été impuissant à garantir leur vie. Mais ce n'est pas tout : lorsqu'on fait ce relevé en rapprochant la date de l'opération de celle de la sortie du malade guéri, on s'aperçoit que souvent, très souvent même, de longs mois se sont écoulés avant que la guérison ait été obtenue. Il y a donc eu suppuration, et suppuration de fort longue durée ; le pansement n'a pas empêché les germes de putréfier le sérum et d'amener la suppuration. Je sais bien que par suite des lenteurs administratives nos amputés guéris restent longtemps dans les salles avant d'être mis en possession des appareils prothétiques que nous avons prescrits ; mais même en tenant compte de cette circonstance, il est évident que si dans quelques cas la réunion par première intention, que facilite, je le répète, le lavage de la plaie avec les solutions phéniquées fortes, a procuré une guérison rapide, dans beaucoup de cas au contraire cette guérison a été aussi lente qu'avec tous les autres modes du pansement.

Amputations de cuisse et de jambe, 1882-1883.

HOPITAL.	CHIRURGIENS.	CUISSE.			JAMBE.			TOTAL.			MORTALITÉ	
		OPÉRÉS.	GUÉRIS.	MORTS.	OPÉRÉS.	GUÉRIS.	MORTS.	OPÉRÉS.	GUÉRIS.	MORTS.	p. 100 INDIVIDUELLE.	p. 100 PAR HOPITAL.
Hôtel-Dieu....	Richet.........	3	3	»	1	1	»	4	4	»	»	33.3
	Divers.........	3	1	2	2	1	1	5	2	3	60	
Charité.......	Gosselin.......	6	6	»	»	»	»	6	6	»	»	»
Pitié	Verneuil.......	1	»	1	6	5	1	7	5	2	28.5	45.4
	Polaillon......	3	1	2	»	»	»	3	1	2	66.6	
	Duret..........	1	»	1	»	»	»	1	»	1	»	
Lariboisière ..	B. Anger.......	8	5	3	15	5	10	23	10	13	56.5	55.5
	Duplay.........	9	5	4	9	5	4	18	10	8	44.4	
	Felizet.........	»	»	»	4	2	2	4	2	2	50	
Beaujon......	Tillaux........	5	4	1	4	2	2	9	6	3	33.3	36
	Labbé..........	3	1	2	6	5	1	9	6	3	33.3	
	Divers.........	3	1	2	4	3	1	7	4	3	42.8	
Necker.......	Trélat.........	4	1	3	4	3	1	8	4	4	50	36.3
	Divers.........	2	2	»	1	1	»	3	3	»	»	
Saint-Antoine.	Perier.........	3	2	1	5	4	1	8	6	2	25	18.1
	Divers.........	2	2	»	1	1	»	3	3	»	»	
»	Th. Anger.....	3	»	3	4	3	1	7	3	4	57.1	57.1
Total.......	....	59	34	25	66	41	25	125	75	50		40
Mortalité ...	....	42.3 %			37.8 %			40 %				
1868-1883.....	Le Fort........	26	19	7	35	26	9	61	45	16	26.2	»
Mortalité ...	....	26.9			25.7			26.2				

Du reste, ce n'est pas seulement à Paris que la réalité n'est pas conforme à la légende, Gutterboeck (*Die Methode der Wundbehandlung* (1876) nous a donné les résultats obtenus en 1874 par le professeur Bardeleben (de Berlin) avec les pansements antiseptiques. Sur 8 amputés de cuisse il y eut 5 morts, soit une mortalité de 66, 5 p. 100, les deux tiers. Volkmann (de Halle), l'un des plus fervents adeptes du listérisme, nous a donné dans les *Sammlung klinischer Vortrage* n° 96, ses résultats du 1er décembre 1872 au 1er février 1874. Sur 15 amputés de cuisse il en perdit 10, ici encore les deux tiers. Plus tard, lors du sixième congrès des chirurgiens allemands il nous fit connaître ses résultats ultérieurs; cette fois ils furent bien meilleurs, puisque sur 56 amputations de cuisse il n'eut que 12 morts, ce qui n'est qu'une mortalité de 20 p. 100, mortalité moitié moindre que celle des hôpitaux de Paris. Mais enfin, un mort sur cinq ce n'est pas encore l'innocuité; d'antant plus que si nous réunissions les premiers résultats aux seconds, la mortalité monte à 30 p. 100: 71 amputés, 22 morts.

Je ne connais que deux statistiques de la pratique de Lister l'une allant de 1870 à 1873 inclusivement, et l'autre allant de 1872 à 1874 et par conséquent ayant une partie commune avec la première. Celle-ci, donnée par Reyher dans le troisième congrès des chirurgiens allemands, donne pour l'amputation de la cuisse 33 opérés et 9 morts, ou 27 p. 100 de mortalité, et pour celle de la jambe 6 opérés, 2 morts ou 33 p. 100. La seconde, pour 15 amputés de cuisse donne 4 morts ou 26, 6 p. 100 de mortalité. Deux amputés de jambe guérirent.

Ainsi donc, Messieurs, la mortalité du maître lui-même fut, pour l'amputation de la cuisse, de 27 p. 100, pour celle de la jambe de 33 p. 100. Quelle a été la mienne non plus pour une courte série d'années, mais pour toute une carrière chirurgicale hospitalière de 1868 à l'heure actuelle? Sur 26 amputés de cuisse j'en ai perdu 7; sur 35 amputés de jambe (et je pourrais dire sur 37) j'en ai perdu 9. Mes résultats pour l'amputation de la cuisse sont égaux à ceux de Lister, puisque j'ai perdu 26,9 opérés sur 100 et M. Lister 27; mes résultats pour l'amputation de la jambe lui sont supérieurs, puisque je n'ai perdu que 25, 7 p. 100 des amputés, tandis que M. Lister de 1870 à 1874, dans toute la ferveur de sa méthode, en a perdu 33 p. 100.

Si maintenant je compare les résultats obtenus par moi dans nos hôpitaux de Paris, avec ceux de mes collègues, tous plus ou moins listériens, pratiquant dans le même milieu hospitalier, la différence en ma faveur est bien autrement grande, puisque pour 1882 et 1883, à la mortalité moyenne de 42 p. 100, pour l'amputation de cuisse, je puis opposer une mortalité de 26,9 p. 100 seulement, moyenne de toute ma carrière, et à une mortalité de 37,3 p. 100 pour l'amputation de la jambe, une mortalité moyenne de 25 p. 100. Vous comprenez déjà, Messieurs, pourquoi, en dehors de toute question de raisonnement et de logique qui me fait rejeter la théorie et la pratique de Lister, l'expérience seule des faits suffirait à m'empêcher de changer ma pratique.

Quoi qu'il en soit, si, laissant de côté mes résultats personnels, nous comparons la mortalité moyenne des hôpitaux de Paris, avant et depuis l'ère des antiseptiques, nous trouverons une différence importante, puisqu'à la mortalité de 61,9 p. 100 après l'amputation de la cuisse pour 1868-1869, nous opposons pour 1882-1883 une mortalité de 42 p. 100, et à la mortalité de 69,2 p. 100 après l'amputation de la jambe, nous pouvons opposer une mortalité de 37,3 p. 100. C'est une diminution de 20 p. 100, c'est-à-dire d'un cinquième dans la mortalité après l'amputation de la cuisse et de 32 p. 100, près d'un tiers, après l'amputation de la jambe.

Cette amélioration importante tient à l'introduction dans nos hôpitaux de la méthode de Lister; mais elle ne justifie ni la doctrine de Pasteur appliquée par M. Lister à la chirurgie, ni même le pansement antiseptique avec ses complications et ses mystères. Quelles sont ses véritables causes? pourquoi la mortalité a-t-elle diminué dans nos hôpitaux? C'est ce qu'il me reste à vous démontrer. Voyons d'abord si cette diminution de la mortalité justifie la doctrine.

D'après les théories de M. Pasteur appliquées par M. Lister à la chirurgie, l'infection purulente serait le résultat de la suppuration, et celle-ci résulterait de l'action putrescible des germes atmosphériques sur le sérum et sur le sang. La cause de l'infection est donc primitivement tout extérieure, puisqu'elle dépend des germes; aussi le traitement ne recherche-t-il que le meurtre des germes. C'est, on peut le dire, la doctrine de l'extériorité et elle s'applique aussi bien à l'opéré traité à la campagne dans le plus complet isolement, qu'au blessé soigné dans nos hôpitaux.

Or il n'est pas exact que l'infection purulente, que la septicémie soit toujours de cause extérieure ; le plus souvent, toujours même dans les cas primitifs, dans ceux où aucune contagion ne saurait être invoquée, la maladie provient de la création spontanée, au sein de l'économie et sous l'influence d'un traumatisme accidentel ou chirurgical, d'un poison septique, capable d'empoisonner le malade même qui l'a produit. Faut-il, pour vous en donner un exemple facile à saisir, attribuer à l'action des germes cette sorte de septicémie *post mortem*, cette production du virus anatomique, dont vous connaissez les terribles effets, de ce poison qui naît spontanément de la mort et que précisément la putréfaction modifie, atténue et fait disparaître ?

Est-ce un phénomène d'extériorité, dû à l'influence des germes, que la génération spontanée du virus septique de la septicémie aiguë que nous voyons parfois éclater avec tant de violence dans certains cas de traumatisme ? Le membre ou le moignon, (si l'amputation a été faite) se tuméfie dès les premières heures ; les veines se dessinent à la surface du membre, sous forme de traînées rougeâtres, la peau prend une teinte bronzée, les tissus œdématiés s'infiltrent de gaz, les muscles, le tissu cellulaire se gangrènent ; en même temps les traits s'altèrent, la langue se sèche, le délire paraît, la mort termine rapidement la scène, et, quelques heures après, le cadavre présente déjà à un haut degré les phénomènes de la putréfaction. Or, ne savons-nous pas que cette forme de septicémie se rencontre surtout chez les alcooliques, chez les hommes robustes, fortement musclés, pris dans les éboulements, ou chez ceux dont un membre a été broyé sous les roues d'un train de chemin de fer, c'est-à-dire lorsqu'à un violent traumatisme local a correspondu une secousse morale affreusement vive et, de plus, prolongée. Il est vrai que M. Trelat, dans un discours à l'Académie, laissant la théorie listérienne des germes-ferments de l'air normal, pour adopter celle des germes-contages, prenant la forme de microbes, a cherché à expliquer cette fréquence plus grande par ce fait que les roues des locomotives et des wagons, imprégnées de germes, contamineraient les blessés au moment même de l'accident. On peut à bon droit s'étonner que les germes ou les microbes fassent ainsi élection de domicile sur le matériel des chemins de fer, et qu'ils méprisent les roues des simples fiacres, ou des vulgaires chariots circulant dans nos rues, lesquelles devraient être bien plus riches en microbes que les rails de chemin de fer posés en pleine campagne.

Ce que l'expérience nous montre, c'est que l'infection purulente, suite trop fréquente des opérations, se montre surtout quand la plaie porte sur des tissus riches en vaisseaux, surtout en veines, et mieux encore quand ces veines ont de la tendance à rester béantes, lorsque la plaie opératoire ou accidentelle a porté sur les os, sur des tissus érectiles, sur des hémorrhoïdes, etc.

Ne savons-nous pas d'ailleurs combien l'état général du blessé, combien son état moral même ont de l'influence sur l'apparition de l'infection purulente? N'a-t-on pas signalé la différence de mortalité chez les vainqueurs et les vaincus, reçus dans les mêmes hôpitaux? Faut-il donc admettre que les germes violent la neutralité des ambulances, et la convention de Genève? Ne savons-nous pas que la mortalité après les amputation est très différente quand elles sont faites pour un traumatisme ou pour une affection pathologique? Pour les amputations traumatiques, ne savons-nous pas aussi que la mortalité est très différente, suivant que l'amputation est faite immédiatement après la blessure, ou secondairement pendant la période fébrile? Où trouver dans la théorie des germes l'explication de ces différences?

Tout blessé, tout amputé a en lui-même, et par le fait même de sa blessure ou de son amputation, une cause de mort, quel que soit le milieu où il se trouve placé, qu'il soit isolé dans sa demeure, ou couché dans un lit d'hôpital, et la statistique de Lister lui-même vous prouve que le pansement antiseptique tout en garantissant l'opéré contre les germes, ne le garantit pas de la mort. C'est primitivement, individuellement, par l'effet de causes générales, diathésiques et même morales, qu'un amputé peut contracter l'infection purulente; mais l'expérience nous montre que la suppuration est le premier terme, le premier facteur de l'infection purulente. Par conséquent en facilitant la réunion par première intention, en substituant le plus souvent des suppurations partielles de la plaie à des suppurations totales, le pansement de Lister a l'avantage de diminuer le nombre des cas d'infection purulente *primitive*, et par conséquent de diminuer la mortalité hospitalière.

Toutefois, je me hâte d'ajouter que la diminution de la mortalité ne dépend que très peu de cette cause. Les cas d'infection purulente *primitive* sont rares ; nous le constatons par la faible mortalité de la chirurgie rurale, là où il ne peut guère exister que des cas d'infection primitive. De même les cas d'infection purulente puerpérale *primitive* sont très rares, comme nous le constatons par la très faible mortalité des accouchées dans la pratique civile.

Si donc la mortalité hospitalière se limitait aux cas d'infection purulente, ou de fièvres puerpérales spontanées, ou plus justement primitives, elle serait très faible et ressemblerait à celle de la pratique civile.

Ce qui fait, ce qui faisait la mortalité si élevée de nos hôpitaux, de nos maternités, c'était l'apparition à de certains moments de véritables épidémies qui, en faisant périr en grand nombre les opérés et les accouchées, aggravaient dans de formidables proportions la mortalité hospitalière.

Ces épidémies jadis si fréquentes sont devenues beaucoup plus rares depuis l'emploi des pansements et des précautions antiseptiques. Pourquoi cela? C'est que ces épidémies n'existent que par la contagion d'une infection purulente, d'une fièvre puerpérale primitives à des amputés où à des accouchées qui, sans cette contagion, ne seraient pas malades ; c'est parce que ces épidémies, comme je l'ai écrit il y a dix-neuf ans, n'existent point par elles-mêmes, parce qu'elles sont créées du fait du chirurgien et de l'accoucheur. Si le pansement de Lister les supprime c'est parce que ce pansement, en voulant tuer le germe-ferment qui n'existe pas en chirurgie, tue le germe-contage qui n'existe que trop.

Comment, par quelles voies, par quels agents se fait le transport de ce germe contage d'un malade à l'autre? comment le pansement de Lister le détruit-il? C'est ce qu'il me faut vous démontrer. Je ne me trouve plus seulement ici en présence de la théorie de Lister, j'ai à examiner aussi la valeur des précautions que prennent ceux qui, mêlant toutes les théories, croient au transport par l'air non seulement du germe-ferment, mais aussi du germe-contage, y opposent invariablement les pratiques listériennes et des pratiques plus illogiques encore.

Je n'ai pas à vous démontrer la contagiosité de l'infection purulente, cette démonstration est faite surabondamment, surtout pour l'infection purulente puerpérale, mais j'ai à vous montrer que la contagion se fait par la plaie et ne se fait que par la plaie; qu'elle n'a pas l'air atmosphérique pour agent de transmission et qu'il faut pour qu'elle s'exerce, que le germe-contage soit porté matériellement au contact de la plaie. Le premier fait qui attira vivement mon attention sur ce point est le suivant, que je citai en 1865 dans mon livre des Maternités (page 74). Il s'agit, il est vrai, d'infection purulente puerpérale. En 1862, au grand hôpital de Vienne, dans le service de Späth furent reçues 1127 femmes en couches, 1,037 de ces femmes accouchèrent dans le service, et 209 d'entre elles, c'est-à-dire 1 sur 5, furent malades. 90 autres n'entrèrent qu'après leur accouchement, soit qu'elles fussent accouchées dans le transport, soit pendant les formalités de la réception, ou même chez elles. Elles furent placées dans les salles communes, au milieu des autres accouchées, qui devinrent malades dans une si formidable proportion; malgré cela, sur ces 90 femmes une seule fut atteinte de fièvre puerpérale. Aussi, je disais après avoir cité cet exemple : « L'on est amené à se demander si la contamination ne s'exerce pas surtout et presque uniquement au moment de l'accouchement. » Il est vrai que j'ajoutais: « Les faits ne sont pas assez nombreux pour commander la conviction. » C'est qu'en 1865 je partageais encore la plupart des erreurs communes, sauf sur la question de l'existence, de la cause, du mécanisme des épidémies; je croyais encore alors à l'infection à distance, à l'infection par l'air des salles, les poussières des rideaux, les habits du chirurgien et de l'accoucheur. Depuis vingt ans que je réfléchis à toutes ces choses qui n'ont pas cessé un seul jour de me préoccuper, j'ai observé, j'ai étudié, et je suis aujourd'hui, bien plus encore que je ne l'étais en 1873 dans mon *Manuel de médecine opératoire*, absolument affirmatif. C'est par la plaie seule et par le transport du germe-contage sur la plaie que se fait la contagion de l'infection purulente; c'est par la plaie obstétricale ou physiologique de l'utérus au moment de l'accouchement ou simplement des menstrues et par le transport du germe-contage, que se fait la contagion de la fièvre puerpérale.

Si sur les 1,037 femmes accouchées dans le service de Späth, 209 ou un cinquième d'entre elles devinrent malades; c'est que les premières, au moment de leur accouchement, avaient été contaminées par l'une ou l'autre des personnes chargées de la pratique obstétricale, peut-être même par les élèves ou les internes pratiquant le toucher explorateur soit au moment de la réception, soit dans les salles; tandis que les 90 autres déjà accouchées avaient pu échapper à ces causes de contamination.

En 1878, Depaul, qui semblait depuis qu'il était professeur de clinique répudier les idées contagionnistes qu'il professait, même à la tribune de l'Académie, quand il n'était encore que chirurgien des hôpitaux, non chargé d'un service obstétrical, m'opposait avec une certaine vivacité les faits rapportés par lui-même et par M. Tarnier dans sa thèse, d'élèves sages-femmes non enceintes, et même l'une d'elles encore vierge, contractant la fièvre puerpérale, pendant une épidémie à la Maternité. Il est vrai que si M. Tarnier regardait ces cas comme des exemples incontestables de contagion par infection, M. Depaul était d'un avis un peu différent car il disait : « Je mets au défi M. Le Fort d'expliquer par la contagion, telle qu'il l'entend, les cas de fièvre puerpérale développée chez des femmes enceintes, ou même chez des élèves sages-femmes de la Maternité, dont une encore vierge succomba aux atteintes de la maladie. » Le défi est facile à relever et l'explication par contagion *directe* est facile à donner. Les femmes enceintes, surtout dans les maternités, qui sont en même temps des écoles d'accouchement, n'échappent pas au toucher explorateur pratiqué par des élèves qui, surtout pendant les épidémies, ont dû aussi pratiquer le toucher sur des femmes malades. Quant aux sages-femmes, ne savons-nous pas que l'écoulement menstruel met l'utérus dans un état voisin de la puerpéralité? sans parler des soins de propreté, ne savons-nous pas que pendant la menstruation les excitations génésiques sont plus vives, et, sans insister sur ce point délicat, ne peut-on admettre que les doigts de la jeune sage-femme contaminés par le toucher des femmes atteintes de fièvre puerpérale, ont dû être ou ont pu être amenés au contact de ses organes sexuels.

Quant à ce qui concerne l'infection purulente chirurgicale, les listériens eux-mêmes ne nous ont-ils pas montré qu'ils ne croient plus qu'à la contamination par la plaie, et les succès incontestables de leur pansement n'ont-ils pas prouvé que l'infection par les voies respiratoires n'existe pas, puisque le malade reste libre de respirer tous les ferments et tous les germes?

Ce n'est que par la plaie que s'inocule le germe de l'infection purulente, ce germe ne voltige pas dans l'air avec les poussières, ou s'il y voltige, s'il s'y trouve mêlé; *il est absolument impuissant*, il n'y a pas besoin pour cela d'expériences de laboratoire, de culture de microbes ou autres petites bêtes, l'observation des faits nous suffit, et si le germe-contage voltigeait avec les poussières des salles, les malades de Rose (de Zurich), mes deux amputés de Beaujon et de l'Hôtel-Dieu seraient morts infectés.

Ce n'est que par la plaie que s'inocule le germe de l'infection purulente. Ce germe, ce n'est pas le germe-ferment comme le veut la théorie vraie de M. Pasteur, transportée à tort dans la chirurgie par M. Lister; ce germe, c'est le germe-contage spontanément, primitivement créé chez un blessé, un amputé, une accouchée sous des influences multiples : constitution mauvaise ou délabrée; état diathésique, primitif ou acquis, comme l'est par exemple l'alcoolisme; alimentation insuffisante; encombrement ou mauvaise hygiène des salles; traumatisme violent; plaie portant sur les os, les articulations, les tissus vasculaires; état moral dépressif; pansements défectueux, etc., etc. Ces cas primitifs peuvent rester isolés et s'éteindre sur place; mais le germe créé primitivement sinon spontanément est un germe contagieux, et sa transmission peut se faire et se fera par tous les objets qui après avoir touché la plaie du malade, créateur du germe, seront mis en contact avec la plaie saine d'un autre malade : doigts du chirurgien, éponges, sondes cannelées, stylets, sonde de femme employée comme stylet, canules d'irrigateur, etc., etc.

Si le malade, si le chirurgien surtout, ne sont pas en rapport avec d'autres blessés susceptibles de contamination, le germe-contage mourra sur place; si au contraire d'autres blessés en plus ou moins grand nombre sont susceptibles de contamination, il se créera une épidémie, et cette épidémie causée par le chirurgien, comme elle l'est par l'accoucheur, pourra se limiter à un seul service. Ou bien, comme cela existe à Paris, elle pourra devenir en quelque sorte permanente avec des exacerbations, si dans nos hôpitaux comme dans nos maternités les sujets à contaminer se succèdent en continuité permanente.

Cette doctrine du germe-contage que je défends depuis 1865, que j'oppose depuis 1873 à la doctrine non pas Pastorienne, mais Listérienne du germe-ferment, peut seule rendre compte des faits constatés par l'observation. La doctrine du germe-ferment est au contraire absolument impuissante.

Pourquoi cette différence indéniable et si grande de la mortalité après les amputations dans les grands et dans les petits hôpitaux? Dans les uns comme dans les autres, à la ville comme à la campagne, il y a des cas primitifs d'infection purulente, comme il y a des cas primitifs mais très rares de fièvre puerpérale.

Dans les grands hôpitaux, outre que la production primitive de l'infection est plus facile en raison de l'encombrement et de la défectuosités de bien d'autres conditions d'hygiène; si un cas primitif crée le germe contage, comme il y a toujours un plus ou moins grand nombre de blessés réunis dans les salles, la contamination trouve constamment le terrain sur lequel elle peut s'exercer.

Dans les petits hôpitaux des villes, là où la chirurgie est moins active, outre que les cas primitifs seront plus rares, le terrain de dissémination fait à peu près défaut; il manque absolument dans les très petits hôpitaux de province, dans la clientèle civile des petites villes, car l'occasion de pratiquer une amputation y est très rare, et si, par malheur, un cas d'infection primitive a contaminé le chirurgien et son arsenal, comme ce chirurgien n'a pas d'autre amputé, d'autre opéré, comme il se passera peut-être des mois ou même des années avant qu'il ait à pratiquer une autre amputation, il aura eu plus que le temps voulu pour se purifier, pour laisser se stériliser ce germe-contage, si fertile dans les conditions opposées.

Pourquoi cette même différence se retrouve-t-elle dans la pratique civile des grandes villes et de la campagne? c'est que dans les premières le chirurgien, choisi de préférence parmi les chirurgiens de l'hôpital, porte chez ses clients de la ville le poison qu'il a puisé à l'hôpital. Aussi quand un malade ou une femme enceinte se fait transporter à la campagne pour s'y faire opérer ou accoucher par le même chirurgien, par le même accoucheur qui l'eût opérée ou accouchée à Paris, tous deux font une chose complètement illogique, car s'ils échappent en partie aux causes d'infection primitive qui sont très rares, ils continuent à s'exposer, au même degré, à l'infection communiquée, qui est de beaucoup la plus fréquente. Je puis vous citer à cet égard un remarquable exemple.

En 1863, lorsque l'on commença à pratiquer à Paris l'ovariotomie, avec assez peu de succès, on crut à l'influence du mauvais air parisien, car on croyait encore au malin génie épidémique. On obtint de l'administration la location, dans l'avenue de Meudon, d'une petite maison transformée en hôpital spécial pour l'ovariotomie. A de certains jours on voyait s'arrêter devant la maison une voiture de laquelle on descendait une malade. Le lendemain d'autres voitures y amenaient des messieurs qu'on pouvait reconnaître pour des médecins; après une ou deux heures ils en sortaient; après un ou deux jours on en voyait sortir un cercueil. Seize fois le même spectacle se reproduisit, car les seize opérées y moururent toutes; la maison reçut des habitants de Saint-Cloud le nom énergique de « maison du crime », et l'attitude de la population devint si hostile qu'il parut prudent de renoncer à se servir de l'hôpital improvisé. Pourquoi ces insuccès constants ? c'est que nous étions encore aux beaux temps de l'infection purulente en permanence dans les salles, que personne alors ne croyait à la contagiosité de la maladie, que si l'on opérait dans l'air relativement pur de l'avenue de Saint-Cloud, le chirurgien, ses aides, les infirmiers, les éponges, les compresses, les objets de pansement, venaient des hôpitaux de Paris.

Il est cependant encore aujourd'hui des chirurgiens qui se disent ou se croient listériens et qui agissent avec la même absence de logique que si tout ce qui s'est fait depuis dix ans était non avenu. Lorsqu'ils ont à pratiquer une opération grave comme l'ovariotomie ou l'hystérectomie, ils fuient l'amphithéâtre et la salle et réclament de l'administration un local spécial pour y opérer et traiter leur malade. Or, raisonnons un peu : s'ils sont listériens, c'est-à-dire s'ils croient à l'action fermentescible, à la vertu suppurative des ferments de l'air, ils trouveront ces ferments partout, à moins peut-être qu'ils ne s'élèvent en ballon à quelques mille pieds de hauteur ; il est donc inutile d'aller dans un bâtiment plutôt que dans tel autre, et d'ailleurs tout l'arsenal listérien n'est-il pas à leur disposition pour foudroyer les germes.

Si ce sont les germes-contages qu'ils veulent éviter, alors ils ne sont plus listériens; mais ces germes-contages ils les transporteront avec leurs objets de pansement, leurs instruments, leurs doigts, partout où ils iront, et ils devront se purifier par les antiseptiques tout aussi bien dans la salle commune que dans le bâtiment spécial. Parfois l'illogisme atteint des hauteurs fantastiques, c'est lorsque le chirurgien d'hôpital réclame ou consacre pour y faire et soigner ses ovariotomies, un local séparé, mais toujours le même. Or, à partir du moment où une de ses opérées est morte dans cette salle spéciale d'une péritonite suite de l'opération, je ne serais pas fâché que quelqu'un voulût bien m'expliquer pourquoi cette salle a continué à être plus saine, moins dangereuse que la salle commune.

L'extraordinaire ne s'arrête pas là : on voit des chirurgiens qui ayant à pratiquer dans la clientèle civile une de ces opérations, réclament la peinture nouvelle des murailles, l'achat d'un poêle neuf pour le chauffage, l'acquisition de brocs, de cuvettes, de seaux n'ayant jamais servi. Je ne puis croire que ce soit pour étonner le client, mais je ne sais pas non plus comment cela peut se justifier ; car enfin, si le chirurgien listérien vise le germe-ferment il existera sur un broc, sur un poêle neuf aussi bien que sur un broc et un poêle ayant servi; s'il vise le germe-contage, il ne sera pas plus fixé au fond d'une cuvette neuve, qu'au fond d'une cuvette utilisée dans une maison où jamais une opération n'a été faite. Et d'ailleurs, ces listériens à outrance n'ont-ils pas pour se garantir toutes les minuties de la méthode ?

Une des premières opérations que j'ai faites dans cet hôpital en prenant il y a quelques semaines possession de mon nouveau service, a été une ovariotomie. Je n'ai pas fait l'opération à l'amphithéâtre, car par une de ces dispositions abominables et véritablement honteuses qu'on ne voit guère qu'à Paris, mes opérées pour aller à l'amphithéâtre ou pour en être rapportées doivent traverser une large cour, et s'exposer au vent et à la pluie; mais je l'ai faite dans la salle commune. Je n'ai pas employé le pansement de Lister, je n'ai utilisé ni le spray, ni le catgut, ni les ligatures spéciales, ni le protective, ni la gaze phéniquée, ni le mackintosh. J'ai rentré le pédicule, j'ai fait le pansement avec une bandelette de taffetas d'Angleterre, un morceau de linge trempé dans l'eau et l'eau-de-vie camphrée et bien exprimé, une certaine épaisseur de ouate et un bandage de corps. Il est vrai que j'ai fait ce que je fais depuis 1866 : je me suis lavé les mains dans l'alcool camphré et j'ai fait prendre la même précaution à mes aides. Eh bien, vous en avez été témoins, on peut obtenir un aussi bon résultat, mais on ne peut en obtenir un meilleur : le pouls n'a pas dépassé 85 et la température 37,5; il n'y a pas eu une goutte de suppuration, nul suintement; au cinquième jour la réunion était complète, au huitième la guérison définitive. Oh ! si j'avais fait le Lister, quel succès pour la méthode !

Ce n'est pas davantage dans la théorie du germe-ferment que nous trouverons l'explication des résultats assez semblables qu'ont donnés des pansements très différents. En général quand un chirurgien imagine un pansement nouveau, il le pratique lui-même, ou veille à ce qu'il soit pratiqué avec soin ; aussi n'est-il pas étonnant qu'ils aient donné au début des résultats supérieurs aux pansements généralement employés. Et cependant, quelle différence entre eux ! Laugier, Chassaignac, M. Alph. Guérin, ne redoutent pas le pus qu'ils laissent en contact avec la plaie, tandis que M. J. Guérin et Maisonneuve l'enlèvent au fur et à mesure de sa production. MM. Alph. Guérin et Lister redoutent l'action des germes et garantissent la plaie de leurs attaques, l'un par un formidable rempart de ouate, l'autre par une mitraille phéniquée et une inondation d'acide phénique concentré ; tandis que Rose laisse la plaie sans défense aucune contre ses ennemis que l'on croit si redoutables, et tous obtiennent de bons résultats.

Comment expliquer ces contradictions, à coup sûr inexplicables avec la théorie des germes ferments ? L'explication est pourtant bien simple; mais la théorie du germe contage peut seule la donner. Dans tous ces pansements il y a une chose commune, l'absence ou la rareté des pansements. Laugier, Chassaignac, M. Alph. Guérin, une fois le pansement occlusif appliqué, M. J. Guérin, Maisonneuve, une fois l'appareil aspirateur mis en place, ne font plus de pansements, ne touchent pas à la plaie et Rose n'y touche pas davantage ; ils ne peuvent donc pas pendant le pansement contaminer le malade, qui échappe ainsi à la contagion.

Mais lors du premier pansement, au moment même de l'opération, Laugier, Chassaignac, Maisonneuve pouvaient avoir déjà contaminé leurs malades. La statistique de M. Alph. Guérin paraît fournir un exemple de cette contamination. Sa pratique avait été relativement assez heureuse, mais en 1872 et 1873, à l'Hôtel-Dieu, sur six amputés de cuisse, il eut six morts. Il est difficile d'admettre, indépendante de toute contagion, la série malheureuse de six cas mortels consécutifs, ou tout au moins de trois cas consécutifs d'infection purulente primitive. Par le pansement ouaté les malades échappent à la contamination par le chirurgien ou ses aides ; on est donc amené à croire que la contagion s'exerçait à l'amphithéâtre même, probablement par les éponges employées dans le service. Ce mode de contamination, l'un des plus fréquents, peut aussi être invoqué pour expliquer les résultats presque uniformément mortels obtenus par Nélaton au Grand-Hôtel pendant le siège de Paris. Je dois ces détails à une communication verbale de M. Marey (de l'Institut). En 1870, notre ancien collègue d'internat avait repris le tablier du chirurgien dans le service de Nélaton. Partisan de l'idée de contagion, il prit les plus grandes précautions dans les pansements, et malgré tout il ne put arrêter l'invasion de l'infection purulente. Il crut alors que la contamination pourrait bien avoir lieu à l'amphithéâtre d'opération. Pour s'en assurer il prit les éponges servant aux opérations, les lava à l'eau distillée et porta le liquide sur la platine du microscope, il fourmillait de bactéries. Je ne dis pas que la bactérie constitue le principe du contage, mais des éponges ainsi souillées, malgré les lavages, pouvaient bien renfermer le germe-contage de l'infection purulente.

Or que fait le pansement de Lister? Il diminue déjà, par la fréquence des réunions par première intention, les chances d'infection purulente primitive. De plus, par la purification des éponges, des instruments, des doigts des aides et du chirurgien, par le lavage de la plaie opératoire il détruit le germe-contage ; de telle sorte que si, par malheur, un cas d'infection purulente existe dans la salle ou dans le service, le nouvel opéré est mis autant que possible à l'abri de la contamination. C'est de cette façon qu'agit le pansement de Lister, c'est parce qu'il est avant tout anticontagionniste qu'il a rendu le grand, l'immense service de diminuer la mortalité hospitalière. Sans doute une propreté extrême, de minutieuses précautions pourraient à la rigueur donner les mêmes résultats, mais il est évident que l'adjonction d'un agent antiseptique multiplie les garanties dans une très large mesure.

Le pansement de Lister a donc produit des résultats heureux, quoiqu'ils soient très loin d'être ce que l'on croit généralement.

Adopterons-nous donc toutes les pratiques, les unes puériles, les autres bizarres, qui le constituent ? Tout ce que je vous ai dit vous fait prévoir ma réponse.

Le spray est une de ces puérilités, absolument illogiques. Les germes-ferments de l'air sont bien innocents des crimes qu'on leur attribue, et d'ailleurs si les misérables avaient osé envahir la plaie, ils seraient massacrés par la solution forte dont la plaie sera noyée à la fin de l'opération. Si l'on poursuit par le spray le germe-contage, comme celui-ci ne vole pas dans l'air, le spray sera également inutile, et ceux-là aussi auront plus tard affaire à la solution forte. L'emploi du spray est donc inutile, mais la manière dont je l'ai vu parfois employer est tout simplement ridicule : ici, c'est un chirurgien qui place le spray sur une petite table à côté de la table à opération, de telle façon que la mitraille phéniquée n'arrive pas sur le champ de bataille opératoire, mais se perd sur le dos du paletot du chirurgien et de ses aides ; là c'est une petite chaudière à vapeur qui pulvérise son acide phénique dans un coin éloigné de l'amphithéâtre. D'autres fois, je l'ai vu dans la salle Saint-Pierre quand j'en ai pris possession et aussi ailleurs, c'est un pauvre petit appareil qui jour et nuit répand solitairement sa vapeur à quelques mètres (pour faire bonne mesure) autour de lui et qui a la prétention de purifier une salle de 30 ou 40 mètres de longueur ; aussi, quand je vois cela, il m'est difficile de ne pas songer à la petite lampe qui brûle jour et nuit devant les saintes images, et de ne pas faire un rapprochement entre toutes les superstitions quelles qu'elles soient.

Le catgut, employé il y a quelque quarante ans, ressuscité, après immersion dans l'huile phéniqué, par M. Lister a passé quelque temps pour une merveilleuse substance pour pratiquer les ligatures. On n'a pas tardé à s'apercevoir qu'il serrait assez mal les vaisseaux, que rarement utile, il était souvent nuisible. Il est aujourd'hui, je crois, définitivement abandonné. N'en parlons plus.

La gaze phéniquée a pour but d'opposer aux germes une barrière invincible. Or ces pauvres germes n'ont nulle envie d'aller atteindre la plaie, même quand la gaze ne serait pas phéniquée, car rien ne les y appelle et ils ne pourraient traverser la gaze que s'ils étaient aspirés par un vide quelconque ; or la plaie n'est pas une machine pneumatique. D'ailleurs, les faits de Rose et j'ajouterais, s'ils n'étaient pas réduits à deux, mes faits personnels, prouvent qu'une plaie peut impunément rester exposée à tous les germes non seulement à ceux de la Suisse, mais encore à ceux de Paris. De plus la gaze phéniquée est souvent nuisible, car si, malgré les promesses de la théorie, la plaie, comme cela est ordinaire après les amputations, suppure, le pus dissout l'acide phénique incorporé à la gaze, et le contact de ce pus fortement phéniqué irrite la peau, détermine même des excoriations et parfois des érysipèles. Nous laisserons donc de côté la gaze phéniquée.

Abandonnant la gaze phéniquée, nous abandonnerons aussi le protective, puisqu'il est destiné à protéger la plaie contre l'action irritante de la gaze. Lui aussi est phéniqué; je ne sais pas pourquoi, par exemple; car si ce vernis *imperméable*, tient bien, il est au moins inutile qu'on y incorpore de l'acide phénique. Quant au mackintosh qui enveloppe le tout, on ne peut invoquer pour sa justification qu'il s'oppose à l'évaporation, puisque le pansement est un pansement sec, il ne sert que comme une défense avancée contre l'attaque incessante des germes, afin de protéger la seconde enceinte formée par la gaze phéniquée. Il est vrai que s'il est imperméable, c'est-à-dire inexpugnable et infranchissable, la seconde ligne de défense est tout à fait inutile.

Ne reste-t-il donc rien d'utile dans les divers agents du pansement de Lister? Si, Messieurs! il reste le lavage préalable des mains, des instruments dans une solution phéniquée comme moyen d'éviter le contagion; il reste le lavage de la plaie avec la solution forte. Tout cela, si nous y ajoutons la compression régulière de la plaie, et surtout l'emploi raisonné du drain sur lequel M. Lister plus et mieux que tout autre a insisté, constitue un ensemble de précautions, dont l'ensemble a presque la valeur d'une méthode, dont la mise en pratique a notablement amélioré les résultats chirurgicaux et dont l'honneur revient légitimement à M. Lister.

Que reste-t-il des doctrines? Oh! cette fois, rien. Le pansement subsiste, déjà très modifié, très simplifié; mais la doctrine du germe-ferment appliquée à la chirurgie est morte, quoique quelques-uns la conservent à l'état de relique.

Après avoir soutenu que tout le mal provenait des germes

ferments de l'air normal, des germes de la putréfaction, on a poussé plus loin la doctrine de la panspermie, et l'on a soutenu que l'air renferme, avec ce qu'on pourrait appeler les germes normaux, tous les germes morbides, de telle sorte que dans un hôpital, aussi proche que celui-ci de l'hôpital des Enfants, nous avalons à chaque inspiration les germes de presque toutes les maladies. Or qu'est-ce que les germes morbides sinon les germes-contages propres à chaque maladie et qui ont chacun leur mode spécial de contamination?

Puis, pour nous éloigner encore plus de la théorie Listérienne ou de la théorie Pastorienne (première manière) appliquée à la chirurgie, est venue peu à peu, sous l'influence de la découverte faite par Davaine de la bactéridie du charbon, la doctrine des microbes. Or qu'est-ce que le microbe, sinon la personnification pour chaque maladie contagieuse de son germe-contage particulier? Il semble aujourd'hui qu'un immense progrès est réalisé et que le microbe ouvre à la médecine et à la chirurgie une ère toute nouvelle.

Je serais pour ma part très heureux que la découverte des microbes spéciaux, en caractérisant les divers contages, vînt donner la démonstration matérielle, palpable de ce que j'ai dit le premier en 1865, qu'il n'existait pas d'épidémies en dehors de la contagion; nous en donner le mécanisme et nous permettre de surprendre leur mode d'expansion. Toutefois, ici encore, je ne partage pas l'enthousiasme quelque peu général. La découverte des microbes spéciaux satisfait le besoin naturel de connaître les causes et de les rapprocher des effets; mais je ne vois pas encore en quoi, au point de vue pratique, elle nous mène à des résultats appréciables. Nous n'avons pas eu besoin de connaître la nature microbienne ou non du germe-contage de l'infection purulente et de la fièvre puerpérale, pour nous mettre à l'abri de la contagion et supprimer les épidémies. Qu'on connaisse ou non le microbe du choléra, qu'il soit en virgule ou en point d'interrogation, cela ne nous a pas empêché de savoir par l'observation que le choléra est contagieux, et que son principal mode de propagation est la contamination des eaux potables. Ce peut être une consolation pour un phthisique de savoir que son mal est caractérisé par un bacille; mais un bon moyen de se guérir ferait bien mieux son affaire. Qu'on découvre demain le microbe de la syphilis, ce sera un fait intéressant, mais nous savons depuis des siècles que le virus syphilitique donne la vérole, et la découverte du microbe spécial restera fort stérile tant qu'on n'aura pas en même temps découvert le moyen de stériliser le virus syphilitique et de donner à ceux qui s'exposent à un coït suspect le moyen sûr et certain d'éviter la contagion.

Il est vrai que depuis la découverte de M. Toussaint, M. Pasteur espère par les cultures des virus, les atténuer et les modifier au point de les transformer en vaccin. Puisse cette espérance se réaliser d'une manière incontestable, car ce serait un immense service rendu à l'humanité !

Quoi qu'il en soit, Messieurs, on peut dire dès à présent que le XIXe siècle aura réalisé en médecine un immense progrès dont profitera l'humanité. Depuis l'origine du monde, aussi loin que l'histoire s'enfonce dans le passé, nous savons que l'espèce humaine a souvent été frappée par des maladies qui sous le nom d'épidémies ont été parfois de si terribles fléaux que les siècles passés les ont regardées comme ayant leur origine dans la colère divine. Moins amis du merveilleux, nous les avons étudiées, observées, décrites ; mais si nous connaissons dans leurs symptômes, dans leurs lésions, dans leurs désastreux effets le choléra, la fièvre jaune, le typhus, la peste, la diphthérite, l'infection purulente, la fièvre puerpérale, etc. nous sommes encore impuissants à les guérir. Heureusement, et ce sera là l'œuvre du XIXe siècle, nous avons du moins appris que ces maladies sont contagieuses, nous avons appris comment elles naissent et comment elles se propagent. Nous savons comment, par des mesures prophylactiques individuelles, collectives et même internationales, nous opposer à la propagation de ces maladies et protéger contre leurs atteintes les peuples et les individus. Nous ne savons pas comment guérir un malheureux amputé atteint d'infection purulente, une accouchée en proie à la fièvre puerpérale, mais nous savons qu'avec des précautions faciles à prendre nous pouvons les garantir de la cause la plus fréquente de la maladie dans la pratique hospitalière : la contagion. Il y a un demi-siècle la pourriture d'hôpital décimait les blessés de nos hôpitaux, de nos ambulances; à partir du jour où l'on a heureusement fini par reconnaître que ces soi-disant épidémies tenaient à la contagion, la pourriture d'hôpital a disparu de nos salles, et elle est probablement inconnue de vous tous. Nous ne supprimerons ni l'infection purulente ni la fièvre puerpérale, car il y aura toujours des cas isolés, spontanés, primitifs; mais vous ne les verrez que de loin en loin et comme des faits absolument exceptionnels, si vous vous attachez à prévenir le plus possible l'apparition de ces cas primitifs et surtout, si vous savez, ce qui est facile, supprimer la cause qui les multiplie et les perpétue dans les services hospitaliers : la contagion.

Il me reste maintenant, Messieurs, à résumer sous forme de propositions les idées que je viens de vous exposer et les principes qui doivent vous guider dans le traitement des plaies accidentelles ou chirurgicales.

La mortalité considérable des opérés et des accouchées a été jusque dans ces dernières années considérée comme une conséquence regrettable mais naturelle des plaies, des amputations ou des accouchements.

Les aggravations temporaires et plus ou moins fréquentes de cette mortalité étaient attribuées à l'apparition d'épidémies dont le principe, inconnu dans sa nature, avait pour véhicule l'air atmosphérique.

Dès 1830 des faits observés en Angleterre donnèrent à penser que la fièvre puerpérale pouvait être contagieuse et que l'accoucheur ou la sage-femme transportaient et transmettaient le germe de la contagion.

En 1847 Semmelweis (de Vienne) crut que la fièvre puerpérale qui régnait dans son service était due à l'inoculation du virus septique anatomique par les étudiants se livrant à la dissection. La simple précaution du lavage des mains dans une solution de chlorure de chaux suffit à faire disparaître une mortalité exceptionnelle.

En 1858 M. Tarnier montra que la mortalité des femmes accouchées à la Maternité était hors de toute proportion avec ce qu'elle est en ville, et il montra, par conséquent, que cette mortalité n'était pas le résultat direct de l'accouchement mais qu'elle était aggravée par des causes inhérentes à l'hospitalisation. Toutefois, si M. Tarnier mit en lumière et prouva mieux qu'on ne l'avait fait encore en France la réalité et l'importance de la contagion, il ne sut pas se dégager des préjugés existants et stérilisa sa démonstration en continuant à admettre l'existence de l'épidémie, du génie épidémique, « principe général inconnu dans son essence ». Il alla même jusqu'à attribuer à ce principe le pouvoir d'activer et même de faire naître la contagiosité de la fièvre puerpérale.

En 1859 et en 1861, je montrai par sa comparaison de la mortalité hospitalière, après les amputations, en Angleterre et à Paris que cette mortalité était beaucoup plus élevée à Paris et qu'on pouvait par conséquent la diminuer. Mais je n'attribuai cette différence qu'à l'infériorité de notre hygiène hospitalière et au régime alimentaire adopté pour nos opérés.

En 1865, après avoir poursuivi dans tous les grands hopitaux de presque toute l'Europe l'étude des causes qui aggravent la mortalité hospitalière, je consacrai mon livre des Maternités à montrer :

1° Que la contagion est la cause de la différence de la mortalité dans la pratique civile et dans les Maternités;

2° Que toute maladie susceptible de se transporter d'un lieu à un autre est contagieuse ;

3° Que l'épidémie, au sens où on l'avait entendu pendant tant de siècles, n'existe pas et que les épidémies ne se créent que par la multiplicité des contagions;

4° Que la fièvre puerpérale, l'infection purulente, l'érysipèle, ne sont épidémiques que parce que ces maladies sont contagieuses ;

5° Que les précautions contre la contagion suffiraient à faire disparaître de nos hôpitaux et des Maternités ces mortalités exceptionnelles.

En 1868, conformément aux idées que j'avais émises en 1865, je cherchai, dès que je fus titulaire d'un service de chirurgie, à m'opposer à la contagion par les soins les plus minutieux de propreté, par l'abandon absolu des éponges que je remplaçai par des seaux à irrigation, spécialement destinés au lavage des plaies; par la proscription de la charpie, capable de servir de réceptacle aux germes infectieux.

Le 31 mai 1870, dans un travail lu à l'Académie de médecine, je défends de nouveau cette idée qui m'appartient en propre, à savoir qu'il n'y a pas d'épidémie sans contagion, que le pansement doit avoir pour but « de détruire les germes qui pourraient être le point de départ d'une infection » que la mortalité élevée de nos hôpitaux est due à une contagion à laquelle on peut s'opposer par de minutieuses précautions.

La théorie que je défends, celle qui guidera ma pratique, c'est la théorie du germe-contage.

En 1860 M. Pasteur, en opposition avec la doctrine de la génération spontanée, fait connaître sa doctrine du rôle des ferments de l'air atmosphérique.

En 1863 M. Jules Lemaire montre qu'on peut empêcher la fermentation et la putréfaction des matières organiques par l'action de substances capables de détruire les germes, substances auxquelles il donne le nom d'antiseptiques, et il emploie à l'intérieur et dans les pansements les solutions faibles d'acide phénique. Le charlatanisme, s'emparant des idées et de la pratique de Lemaire, empêche leur succès.

En 1867 M. Lister, adoptant comme M. Lemaire les doctrines de M. Pasteur qu'il applique à la chirurgie et regardant la réunion primitive des plaies comme le meilleur moyen de diminuer la mortalité après les opérations, et regardant aussi la suppuration comme le résultat de la putréfaction de la lymphe plastique, du sérum et du sang par l'action des germes atmosphériques, imagine un pansement dont le but est de détruire ces germes par l'action de solutions énergiques d'acide phénique.

En 1870, avant que les idées de M. Lister n'aient été vulgarisées en France, M. Alp. Guérin, croyant que l'altération du pus est la cause principale de l'infection purulente et s'appuyant également sur les doctrines de M. Pasteur cherche par le pansement ouaté à prévenir l'arrivée des germes sur la plaie, l'altération consécutive du pus et par suite l'infection purulente.

Il y a donc deux doctrines en présence : celle de M. Lister, dérivée de la doctrine de Pasteur, qui ne s'applique qu'aux plaies récentes, ne s'occupe nullement de la contagion, mais cherche à prévenir la suppuration en détruisant par l'acide phénique les germes-ferments contenus dans l'air.

La mienne, qui attribue la multiplicité des infections purulentes à la contagion, qui regarde comme l'agent de cette contagion un germe-contage inconnu dans son essence (mais qui peut être un microbe spécial), se développant primitivement, sinon spontanément chez un opéré sous des influences multiples, et qui prescrit d'empêcher à tout prix le transport sur la plaie du principe contagieux.

Les idées que je professe peuvent se résumer ainsi : la doctrine de M. Pasteur, si justifiée dans ses applications à la fermentation et à la putréfaction des matières organiques, s'applique à la chirurgie lorsqu'il s'agit d'expliquer l'altération par l'air des liquides normaux ou pathologiques : urine, lochies, pus, etc., avec lesquels ils sont mis en contact.

Cette altération, par les ferments, des liquides normaux ou anormaux réunis en foyer (abcès, épanchements séreux, sanguins, etc.), peut donner naissance à l'intoxication septique décrite depuis longtemps sous les noms d'infection putride, de fièvre hectique.

Les lavages, les injections avec des solutions de substances dites antiseptiques peuvent, en empêchant l'action des ferments, prévenir le développement de l'infection putride.

Les ferments sont incapables de créer les entités morbides : infection purulente, érysipèle, fièvre typhoïde, choléra, rougeole, scarlatine, etc., caractérisés par un germe-contage spécial.

Ces germes-contages sont transmissibles, mais le mode de transmissibilité varie avec chacun d'eux.

La mortalité hospitalière des blessés et des femmes en couches par infection purulente, chirurgicale ou puerpérale se compose de deux éléments : 1° les cas primitifs, relativement rares, bien qu'on puisse les croire plus fréquents que dans la pratique civile ; 2° les cas relativement très nombreux dus à la contagion.

Les soi-disant épidémies hospitalières ne sont constituées que par l'aggrégation de nombreux cas de contagion.

En dehors de l'action du germe-ferment comme cause de l'infection putride, la doctrine antiseptique de Lister, quand on l'applique à l'infection purulente et à l'érysipèle, est absolument contredite par les faits.

Cependant l'adoption du pansement antiseptique de Lister a eu pour résultat évident d'abaissser notablement la mortalité hospitalière, de rendre moins dangereuses beaucoup d'opérations, d'agrandir la sphère d'activité du chirurgien, d'être pour les malades un immense bienfait. C'est qu'en voulant combattre le germe ferment, le pansement de Lister a combattu le germe contage.

Ces résultats peuvent être attribués aux pratiques suivantes, tout à fait indépendantes des idées théoriques qui les ont inspirées, puisqu'elles sont prescrites également par la théorie du germe-contage : une stricte propreté entrée dans les habitudes chirurgicales; le lavage des mains, des instrument, des objets de pansement dans une solution fortement antiseptique qui détruit le germe contage aussi bien que le germe-ferment.

Pansements. — Les plaies étant essentiellement variables suivant leur étendue, la nature et l'état des tissus intéressés, la période à laquelle on les observe, le degré plus ou moins grand d'inflammation qui les accompagne ou les complique, la constitution et l'état général du blessé etc., il ne saurait y avoir un mode à peu près unique de pansement applicable à tous les cas.

Dans les plaies chirurgicales, dans les plaies accidentelles sans complication et produites par des instruments tranchants, il est de règle de rechercher la réunion par première intention. Elle abrège la durée du traitement et soustrait le malade aux dangers des plaies qui suppurent.

Pour que la réunion primitive soit obtenue, il faut que les parties à réunir soient dans un contact absolu et qu'aucun mouvement ne vienne changer leurs rapports. Il faut donc que le pansement assure par la compression le rapport exact des parties qu'on veut réunir et leur immobité complète.

Toute plaie récente, surtout les plaies chirurgicales étendues, sécrètent dans les premières vingt-quatre heures une quantité de lymphe plastique supérieure à ce qui peut s'organiser. Par conséquent il ne faut pas fermer complètement la plaie mais placer dans son intérieur un drain qui permette l'évacuation de la lymphe plastique en excès. Cette donnée importante a surtout été mise en lumière par M. Lister.

Le lavage de la plaie par une solution fortement astringente, telle que la solution forte d'acide phénique, pratique introduite dans la chirurgie par M. Lister, paraît faciliter la réunion par première intention des plaies chirurgicales.

A moins que l'élévation du pouls et de la température ne

fassent craindre des phénomènes locaux, auxquels le chirurgien devrait porter remède, le pansement ne doit pas être enlevé avant l'obtention probable de la réunion, c'est-à-dire avant cinq à six jours.

Les pansements trop humides ne sont pas favorables à la réunion par première intention; une bandelette de taffetas gommé ou de taffetas d'Angleterre placée sur la plaie et recouverte d'une couche de ouate, suffisante pour assurer la compression, sont souvent préférables.

Lorsqu'on a lieu de redouter ou lorsqu'il y a à combattre un excès d'inflammation, le pansement humide constitué par des compresses imbibées d'un mélange d'eau et d'eau-de-vie camphrée, ou d'une solution faible de bichlorurure de mercure recouvert d'un tissu imperméable pour éviter l'évaporation et la dessiccation est celui qui convient dans le plus grand nombre des cas.

Lorsqu'une plaie exposée suppure depuis quelque temps, le pansement par occlusion pratiqué avec des bandelettes de diachylum est souvent utile.

Si le travail de cicatrisation se ralentit, si la plaie demande à être quelque peu excitée, l'attouchement avec une solution faible d'iode ou mieux le pansement avec du linge recouvert d'un peu de styrax remplit assez bien cette indication.

Amputations. — Dans les amputations, la réunion primitive de l'os avec les parties molles voisines doit avant tout être cherchée, sans se préoccuper de la réunion des parties superficielles; la réunion *complète* de toute la plaie étant fort difficile à obtenir, tandis que la réunion profonde sur l'os s'obtient facilement.

La conservation du périoste dans le lambeau n'est nullement utile.

Une compression modérée et une immobilisation complète du moignon sont nécessaires pour obtenir cette réunion.

Il faut que l'écoulement de la lymphe plastique en excès soit assuré par des drains, à moins qu'on ne cherche que la réunion profonde sur l'os, en sacrifiant la réunion primitive des parties superficielles.

Le pansement par les compresses humectées d'eau alcoolisée soutenues par une plaque de gutta-percha qui assure la compression présente des avantages incontestables, mais les compresses ne doivent qu'être humides, aussi faut-il les exprimer pour en retirer le liquide en excès.

Afin de ne pas compromettre un commencement de réunion, le pansement ne doit pas être enlevé (sauf apparition ou soupçon d'accidents) avant le sixième jour.

Les pansements doivent être renouvelés le plus rarement possible.

Deux complications des plaies doivent surtout être prévenues, l'érysipèle et l'infection purulente.

Érysipèle. — Tout ce qui peut, en irritant les plaies, augmenter la production du virus septique qu'elles renferment, ou, par l'érosion des bourgeons charnus, la section ou la déchirure des capillaires, en permettre l'absorption, devient une cause d'érysipèle.

Il faut éviter de faire des incisions ou des opérations dans des parties où la peau est déjà enflammée, soit spontanément, soit par des applications irritantes, telles que celles de teinture d'iode, etc.

Si le lavage des plaies chirurgicales avec la solution phéniquée forte paraît avoir l'avantage de faciliter la réunion primitive, il paraît aussi avoir l'inconvénient de provoquer l'érysipèle.

Peuvent être et sont fréquemment une cause d'érysipèle, les frottements exercés sur la plaie par un pansement mal assujetti, surtout si c'est un pansement sec ; l'exposition d'une plaie, non recouverte, à un vif courant d'air ; l'exploration avec un stylet d'une plaie en suppuration et généralement tout ce qui peut faire saigner les bourgeons charnus : l'application sur une plaie *récente* de bandelettes de diachylum (cette application n'est pas nuisible sur une plaie suppurant depuis quelque temps) ; l'application de cataplasmes de farine de graine de lin, surtout si elle n'est pas fraîchement préparée ; les pansements avec les solutions phéniquées ou les linges secs imprégnés d'acide phénique.

L'érysipèle étant contagieux, les plus minutieuses précautions doivent être prises pour empêcher sa propagation.

L'air peut être le véhicule du germe-contage de l'érysipèle.

Le pansement au moyen de compresses de linge ou de tarlatane, imbibées d'un mélange d'eau et d'eau-de-vie camphrée, complètement recouvertes d'un morceau de taffetas gommé, tel que je l'emploie depuis vingt ans, tel que je l'ai décrit dans ma communication à l'Académie en 1870, ou d'une solution faible de bichlorure de mercure, est celui qui s'oppose le mieux à l'apparition de l'érysipèle primitif et à la contagion de l'érysipèle.

Infection purulente. — Elle s'annonce par des frissons et par la diminution dans la quantité du pus excrété par la plaie.

Si un blessé portant plusieurs plaies contracte l'infection purulente, on pourra quelquefois voir, au début, le pus diminuer de quantité et changer de nature sur la plaie qui en est le point de départ, sans que rien ne soit changé à l'état des autres plaies. Il faut tenter de rétablir de suite la suppuration par l'application d'irritants tels que le styrax, la teinture de cantharides, etc.

L'infection purulente primitive se montre surtout dans les cas où la plaie porte sur des tissus riches en veines, surtout quand ces veines ont subi des altérations (varices, hémorrhoïdes, etc.) ou lorsqu'elle porte sur les os; les méthodes de diérèse ayant pour résultat l'occlusion des vaisseaux (thermo et galvano-cautère, anse galvanique, écrasement linéaire, caustiques, etc.) diminuent les chances d'infection purulente.

L'infection purulente primitive est assez rare; sa fréquence est diminuée par l'observation des règles générales de l'hygiène, l'alimentation des opérés, des pansements appropriés.

L'infection purulente est essentiellement contagieuse et les soi-disant épidémies sont dues à la contagion. C'est surtout la contagion qui aggrave la mortalité hospitalière.

La contagion ne s'exerce que par la plaie et par le transport immédiat sur la plaie du germe-contage provenant d'un autre malade; elle ne s'exerce pas par l'air atmosphérique, même quand il y a dans un même service, dans la même salle des cas d'infection purulente. Elle s'effectue par l'intermédiaire des doigts du chirurgien et des aides, des instruments, des éponges, des irrigateurs, des objets de pansement.

Le lavage soigné des mains, des instruments, etc., dans l'alcool camphré pur, les solutions d'acide phénique, salicylique, borique, de chlorure et de sulfate de zinc, de bichlorure de mercure, de sulfate de soude, d'alun, de chloral, etc., mettent à l'abri du transfert du germe-contage. Aucune compresse, aucun objet de pansement ne doit être appliqué sur une plaie sans avoir été complètement imbibé dans un mélange d'eau et d'eau-de-vie camphrée ou dans toute autre solution antiseptique.

La diminution de la mortalité par le pansement de Lister tient à l'éloignement et à la destruction du germe-contage par les soins de propreté et l'emploi de solutions antiseptiques.

Relevé des amputations de cuisse et de jambe faites dans les hôpitaux de Paris pendant les années 1868 et 1869

NOM DU CHIRURGIEN.	NOM DU MALADE.	AGE.	SEXE.	CAUSE DE L'AMPUTATION.	NATURE DE L'AMPUTATION.	DATE DE L'OPÉRATION.	RÉSULTAT. MORT.	RÉSULTAT. GUÉRI.	DATE DE LA SORTIE OU DE LA MORT.
HOTEL-DIEU. — 1868									
Laugier	Hoffmann	22	H	Pathologique.	Cuisse	31 mars	G		4 juin.
Maisonneuve	Martel	64	F	—	—	11 février		+	1er mars.
—	Delbosc	27	H	—	—	3 novembre	G		30 mai.
—	Latenoir	19	F	—	Jambe	31 mars	G		30 —
Voillemier	Lecour	25	F		Cuisse	23 janvier	G		23 —
—	Prost	37	F	—	—	2 mars	G		27 octobre.
—	Gamboni	16	H	—	Jambe	30 mai		+	19 juin.
—	Billert	20	H	—	—	15 juin		+	16 juillet.
1869									
Laugier	Gay	28	H	Cancer	Cuisse	28 janvier		+	18 février.
—	Prodhomme	57	H	Pathologique.	Jambe	23 —		+	31 janvier.
—	Evan	29	H	—	—	8 mai	G		21 juillet.
Maisonneuve	Gucoux	29	H	—	Cuisse	7 —		+	28 mai.
—	Morcq	25	H	—	—	27 août	G		18 décembre.
—	Villaume	50	H	—	Jambe	13 juillet	G		29 octobre.
Voillemier	Alavoine	15	H	—	Cuisse	31 mars	G		2 —
—	Eck	21	H	—	—	22 novembre		+	2 décembre.
—	Ecalle	33	F	—	Jambe	25 février		+	29 avril.
—	Bardy	51	H	—	—	15 juillet		+	16 juillet.
—	Desterne	23	F	—	—	19 octobre		+	2 décembre.
CHARITÉ. — 1868									
Denonvillers et Duplay.	Belleville	53	H	Pathologique.	Cuisse	16 octobre		+	16 novembre.
— —	Durand	35	H	—	Jambe	24 septembre.	G		2 —
— —	Peuchot	33	H	Traumatisme.	—	3 novembre		+	9 —
Gosselin	Brunet	69	H	Pathologique.	Cuisse	15 janvier		+	19 janvier.
—	Stroskopf	50	H	—	—	5 mars	G		26 avril.
—	Thomas	32	H	—	—	21 avril		+	7 juillet.
—	Moxer	15	H	—	—	10 novembre	G		10 février 69.
—	Garnier	52	F	—	—	17 novembre		+	2 janvier 69.
—	Grener	17	H	—	Jambe	23 avril	G		30 septembre.
1869									
Gosselin	Bourdy	23	H	Pathologique.	Cuisse	27 juillet		+	4 août.
—	Roucher	18	H	Traumatisme.	—	10 août		+	25 —
—	Lerendu	35	H	Pathologique.	—	16 novembre		+	19 novembre.
BEAUJON. — 1868									
Richard	Couder	50	H	Traumatisme.	Jambe	6 mars		+	11 mars.
—	Horteur	45	H	—	—	6 —		+	13 avril.
—	Bazin	30	H	—	—	27 mai		+	6 juillet.
—	Liguon	48	H	Pathologique.	—	25 juin	G		5 décembre.
Dolbeau	Lecaland	28	H	—	Cuisse	10 mars		+	19 mars.
—	Stulmuler	47	H	—	—	2 avril	G		27 juillet.
—	Gault	34	H	—	Jambe	18 septembre.		+	29 septembre.
—	Leroy	42	H	Pathologique.	—	24 —	G		14 mai.
—	Félicien	35	H	Traumatisme.	—	2 avril	G		26 —
1869									
Richard	Nayl	23	H	Pathologique.	Cuisse	12 août		+	7 septembre.
—	Boulat	32	H	—	—	25 octobre		+	9 novembre.
—	Barbier	35	H	Traumatisme.	Jambe	17 juin		+	25 juin.
Dolbeau	Lamblet	38	H	Pathologique.	Cuisse	27 mai	G		15 octobre.
—	Fournier	21	H	Traumatisme.	—	9 juin		+	27 juin.
—	Vinkelmann	18	H	Pathologique.	—	9 décembre		+	12 janvier.
—	Vech	38	H	Traumatisme.	Jambe	4 juin		+	16 juin.
—	Magot	56	H	—	—	15 septembre.		+	30 septembre.
—	Courvaux	54	H	—	—	23 décembre		+	1er janvier.
SAINT-LOUIS. — 1868									
Alph. Guérin	Bondy	22	H	Pathologique.	Cuisse	18 avril		+	3 mai.
—	Vassard	43	H	—	—	21 —	G		20 juin.
—	Boucher	19	H	Traumatisme.	—	20 juin	G		8 août.
—	Marie	62	H	—	—	2 décembre		+	7 décembre.
—	Farcy	27	H	—	Jambe	18 janvier	G		20 avril.
—	Nicaise	28	H	Pathologique.	—	7 juillet	G		24 octobre.
—	Prioux	22	F	—	—	30 avril	G		24 juillet.
—	Jouis	30	H	Traumatisme.	—	20 septembre.	G		5 décembre.
—	Mauricius	55	H	—	—	5 novembre.		+	12 novembre.
—	Delion	50	H	—	—	28 octobre		+	25 janvier 69.
Trélat	Jecquert	19	H	—	Cuisse	18 —		+	30 octobre.
—	Fromont	48	H	—	Deux jambes	14 mars		+	16 mars.
1869									
Alph. Guérin	Lecomte	17	H	Pathologique.	Cuisse	5 janvier	G		24 avril.
—	Sollier	32	H	—	—	12 mai		+	24 mai.
—	Bazard	34	H	Traumatisme.	—	17 décembre		+	18 décembre.
—	Tesnier	26	H	Pathologique.	Jambe	2 mars		+	16 mars.

NOM DU CHIRURGIEN.	NOM DU MALADE.	AGE.	SEXE.	CAUSE DE L'AMPUTATION.	NATURE DE L'AMPUTATION.	DATE DE L'OPÉRATION.	RÉSULTAT GUÉRI.	RÉSULTAT MORT.	DATE DE LA SORTIE OU DE LA MORT.
Alp. Guérin	Bermont	60	H	Traumatisme.	Jambe	28 juillet		+	29 juillet.
—	Swartzer	46	F	—	—	14 août		+	17 août.
—	Roche	19	H	Pathologique.	—	15 décembre	G		20 mars 1870.
Panas	Lecoq	51	H	Traumatisme.	Cuisse	23 août		+	26 août.
—	Dath	47	H	—	Jambe	27 janvier		+	11 février.
—	David	30	H	—	—	8 mars		+	23 mars.
—	Pelletier	61	F	—	—	10 avril	G		5 septembre.
—	Rion	54	H	Pathologique.	—	19 juillet		+	24 juillet.
—	Klenkley	37	H	—	—	?		+	20 octobre.
				LA PITIÉ. — 1868					
Broca	Peltier	19	H	?	Cuisse	21 février	G		2 juin.
—	Gemmin	52	H	?	—	11 septembre		+	12 septembre.
—	Dubois	45	H	?	—	8 octobre		+	31 octobre.
—	Bourdel	16	H	?	—	2 décembre	G		20 février 1869.
—	Vacry	21	H	?	—	18 —	G		—
—	Georges	20	H	?	Jambe	5 mars		+	23 mars.
—	Eck	37	H	?	—	3 mai	G		20 juillet.
				1869					
Broca	Mermot	20	H	Pathologique.	Cuisse	1er juin		+	11 juillet.
—	Lelicore	29	F	Traumatisme.	—	2 —		+	7 —
—	Leloup	25	H	Pathologique.	—	9 juillet		+	18 —
—	Durand	34	H	Traumatisme.	Jambe	3 —		+	12 —
Trélat	Andrieu	11	H	Pathologique.	Cuisse	1er juin	G		10 août.
Duplay	Reybillet	39	H	?	Jambe	6 décembre		+	11 décembre.
				LARIBOISIÈRE. — 1868					
Cusco	Minot	59	H	Traumatisme.	Cuisse	8 octobre		+	1er novembre.
—	Loisy	30	H	Pathologique.	—	17 —		+	27 —
—	Ménager	15	H	Traumatisme.	—	28 novembre	G		7 janvier 1869.
—	Thomme	44	H	—	Jambe	3 mars		+	5 mars.
—	Crupening	26		Pathologique.	—	26 août	G		1er octobre.
—	Dussel	27		Traumatisme.	2 jambes	25 septembre		+	18 —
—	Jacquin	24	H	—	Jambe	20 —	G		22 —
Verneuil	David	35	H	—	Cuisse	22 mars		+	26 mars.
—	Lecardonnel	48	H	—	—	1er mai		+	4 mai.
—	Huchette	63	F	—	—	24 —		+	24 —
—	Bonnetti	28	H	Pathologique.	—	1er —	G		12 août.
—	Schweizer	8	H	Traumatisme.	—	10 juillet	G		18 novembre.
—	Habich	66	H	—	—	23 décembre		+	28 décembre.
—	Colinet	27	H	Pathologique.	Jambe	23 mars		+	17 avril.
	Clergeot	57	H	Traumatisme.	—	13 juin		+	19 juin.
—	Droit	32	H	Pathologique.	—	18 mars	G		2 juillet.
—	Hallot	49	H	Traumatisme.	—	15 août		+	2 septembre.
				1869					
Cusco	Jouen	46	H	Traumatisme.	Cuisse	12 novembre		+	16 novembre.
—	Jorel	22	H	—	—	9 novembre		+	17 —
—	Gastellier	52	H	—	Jambe	21 juillet		+	13 août.
—	Lecoq	38	H	—	—	29 septembre		+	2 octobre.
—	Henne	48	H	Pathologique.	—	20 octobre	G		19 décembre.
Verneuil	Seron	53	H	Traumatisme.	Cuisse	2 mai		+	7 mai.
—	Servier	23	H	—	—	22 septembre		+	8 octobre.
—	Creuzot	46	H	Pathologique.	—	27 octobre	G		30 décembre.
—	Heinen	28	H	Traumatisme.	—	18 février		+	26 février.
—	Aron	29	H	—	Jambe	24 janvier	G		8 avril.
—	Cahen	65	H	—	—	4 juin		+	13 juin.
—	Pomeau	17	H	—	—	30 —		+	10 juillet.
—	Lagoutte	49	F	Pathologique.	—	8 octobre		+	24 octobre.
—	Masson	51	H	Traumatisme.	—	27 novembre		+	13 décembre.
—	Hérouard	35	H	Pathologique.	—	6 octobre	G		13 janvier 1870.
				SAINT-ANTOINE. — 1868					
Panas	Faillet	40	F	Traumatisme.	Jambe	27 mai		+	31 mai.
Tillaux	Gary	16	H	—	Cuisse	22 juillet	G		30 octobre.
—	Breuillard	50	H	—	—	12 octobre	G		16 novembre.
—	Charles	18	H	—	Jambe	15 mai	G		29 août.
—	Bizieux	62	F	—	—	16 —		+	24 mai.
—	Brave	23	H	—	—	21 septembre		+	21 septembre.
				1869					
Labbé	Jacoby	28	H	Traumatisme.	Cuisse	14 mai	G		13 août.
—	Dudet	28	H	—	Jambe	14 —		+	16 mai.
—	Zimmermann	69	H	?	—	28 décembre		+	4 janvier 1870.
Tillaux	Richard	31	H	Traumatisme.	Cuisse	30 octobre		+	2 novembre.
—	Clément	47	H	—	Jambe	6 février	G		19 juin.
—	Miot	57	H	—	—	8 mars		+	18 mars.
—	Barbier	41	H	—	—	2 avril		+	17 avril.
—	Pallu	24	F	Pathologique.	—	8 septembre		+	12 octobre.
—	Brisbois	33	H	Traumatisme.	—	8 décembre	G		20 janvier 1870.
				NECKER. — 1868					
Désormeaux	Salmon	38	H	Traumatisme.	Cuisse	8 mars	G		13 juillet.
—	Maréchal	27	H	—	Cuisse et épaule.	17 —		+	18 mars.
—	Rivault	31	H	Pathologique.	Cuisse	31 —	G		22 juin.

NOM DU CHIRURGIEN.	NOM DU MALADE.	AGE.	SEXE.	CAUSE DE L'AMPUTATION.	NATURE DE L'AMPUTATION.	DATE DE L'OPÉRATION.	RÉSULTAT GUÉRI.	RÉSULTAT MORT.	DATE DE LA SORTIE OU DE LA MORT.
Désormeaux	Boucheron	36	F	?	—	10 novembre		+	10 décembre.
Guyon	Normand	28	H	Traumatisme	—	13 —		+	19 —
—	Richard	38	H	—	Jambe	15 mars		+	23 octobre.
—	Caron	44	H	—	—	31 décembre		+	26 mars.
1869									
Désormeaux	Cadron	28	H	Pathologique	Cuisse	9 novembre		+	17 novembre.
—	Lombard	24	H	—	—	30 —	G		25 avril.
—	Bernard	22	H	Traumatisme	Jambe	4 février		+	20 mai.
—	Chenu	36	H	Pathologique	—	20 mai		-	31 —
—	Dal	33	H	Traumatisme	—	23 juin		+	7 juillet.
—	Boucher	21	H	Pathologique	—	3 août		+	14 septembre.
Guyon	Manceau	18	H	—	Cuisse	27 janvier		+	20 février.
—	Cuveiller	41	H	Traumatisme	Jambe	7 mai		+	11 mai.
COCHIN. — 1868									
Le Fort	Malvoisin	18	H	Pathologique	Cuisse	29 mai	G		15 mars 1869.
—	Chaudescigne	43	H	Traumatisme	Jambe	14 avril	G		20 juillet.
—	Moussel	35	H	—	—	29 décembre	G		31 mars 1869.
1869									
Le Fort	Gille	32	H	Pathologique	Cuisse	18 octobre	G		4 janvier 1870.
—	Barbe	26	H	Traumatisme	Jambe	22 mars	G		17 mai.
—	Lustenberger	39	H	—	—	3 novembre	G		29 juin 1870.
—	Corroyer	51	H	—	—	17 décembre	G		21 mars 1870.

Relevé des amputations de cuisse et de jambe faites dans les hôpitaux de Paris pendant les années 1882 et 1883.

HOTEL-DIEU. — 1882									
Richet	Geoffroy	4	H	Pathologique	Cuisse	8 juillet	G		25 juillet.
—	Calmes	59	H	Traumatisme	—	16 septembre	G		28 février 1883.
—	Mauger	25	H	Pathologique	Jambe	30 mai	G		25 novembre.
Henriet	Dupont	55	H	Traumatisme	—	9 octobre		+	9 octobre.
Le Fort	Polly	17	H	—	Cuisse	26 février		+	28 mars.
—	Jacquemot	29	F	Pathologique	—	22 —	[illegible]	[illegible]	[illegible] avril.
—	Vidal	26	H	—	—	14 janvier	G		10 juillet.
—	Meunier	18	F	—	—	18 —	G		17 octobre.
—	Levet	57	H	Traumatisme	Jambe	27 —		+	4 février.
1883									
Richet	Pinson	50	H	Traumatisme	Cuisse	10 mars	G		22 juin.
Humbert	Friche	28	F	Pathologique	Jambe	18 août	G		31 mars 1884.
Bazy	Lelain	39	H	Traumatisme	Cuisse	7 avril		+	9 avril.
—	Fromaguin	33	H	Pathologique	—	6 juillet	G		31 août.
Kirmisson	Mion	49	F	—	—	29 mars		+	15 avril.
Le Fort	Cordier	32	H	—	—	2 mai	G		10 août.
—	Vadec	17	H	—	Jambe	21 février	G		13 juin.
—	Etinger	42	H	Traumatisme	—	29 juillet	G		9 novembre.
LA CHARITÉ. — 1882									
Gosselin	Bourdon	43	H	Traumatisme	Cuisse	20 décembre	G		16 mai.
Després	Mercier	66	H	—	—	2 janvier		+	8 janvier.
—	Floquet	55	H	Pathologique	—	19 avril	G		12 janvier 1883.
—	Rufflot	47	H	—	—	11 octobre	G		18 — —
—	Jacquemont	28	H	—	—	2 mai		+	17 mai.
1883									
Gosselin	Lerebourg	32	H	Traumatisme	Cuisse	15 mars	G		6 juin.
—	Richard	38	H	Pathologique	—	15 mai	G		4 juillet.
—	Boudin	43	H	Traumatisme	—	15 juin	G		4 —
—	Lerebours	32	H	Pathologique	—	30 —	G		11 juillet.
—	Vignier	28	H	Traumatisme	—	15 avril	G		8 août.
Després	Chevremon	26	F	Pathologique	—	5 octobre		+	20 octobre.
—	Bessel	33	H	Traumatisme	—	14 décembre		+	7 janvier.
—	Thiébaut	45	H	Pathologique	Jambe	25 avril	G		12 septembre.
LA PITIÉ. — 1882									
Verneuil	Viratelle	15	H	Pathologique	Jambe ?	2 juin	G		19 août.
—	Meunier	59	H	—	— ?	16 —	G		18 —
—	Ponivet	31	H	—	—	10 juillet	G		5 décembre.
—	Deriaz	22	H	Traumatisme	—	31 octobre	G		13 février 1883.
—	Pagrand	30	H	Pathologique	—	27 —		+	12 mars 1883.
Duret	Leauzun	32	H	?	Cuisse	8 janvier		+	9 janvier.
Polaillon	Bernadet	51	H	?	—	13 février		+	15 février.
—	Ruault	56	F	?	—	19 décembre	G		7 — 1883.
1883									
Verneuil	Corbe	50	F	Pathologique	Cuisse	21 janvier		+	9 février.
—	Sauvage	60	F	—	Jambe	30 juillet	G		2 novembre.
Polaillon	Pérot	22	H	?	Cuisse	20 —		+	23 juillet.

NOM DU CHIRURGIEN.	NOM DU MALADE.	AGE.	SEXE.	CAUSE DE L'AMPUTATION.	NATURE DE L'AMPUTATION.	DATE DE L'OPÉRATION.	RÉSULTAT GUÉRI.	RÉSULTAT MORT.	DATE DE LA SORTIE OU DE LA MORT.
				LARIBOISIÈRE. — 1882.					
Benj. Anger	Bertrand	41	F	Pathologique.	Cuisse	16 janvier		+	9 février.
—	Badaille	21	F	—	—	18 —	G		18 décembre.
—	Beroy	28	H	?	—	14 —	G		6 avril
—	Lambert	38	H	Pathologique.	—	11 octobre		+	23 novembre.
—	Vallette	14	H	Traumatisme.	Jambe	29 janvier	G		24 avril.
—	Field	32	H	—	—	11 mai	G		6 septembre.
—	Venolle	19	H	—	—	27 juin	G		15 novembre.
—	Flayeul	45	H	—	—	30 —		+	9 juillet.
—	Teurienne	65	H	—	—	5 juillet		+	6 —
—	Demange	23	H	—	—	15 octobre	G		10 janvier 1883.
—	Dumas	32	H	—	—	12 novembre		+	28 novembre.
—	Bellanger	28	H	—	—	28 décembre		+	6 janvier 1883.
Duplay	Fleury	21	H	—	Deux cuisses	3 février		+	4 février.
—	Dubois	48	H	—	Cuisse	13 avril	G		19 juillet.
—	Lerigoleur	27	H	—	—	4 novembre		+	5 novembre.
—	Tourcey	19	H	—	—	17 —	G		27 décembre.
—	Guillot	40	H	—	Jambe	3 février	G		6 avril.
—	Kauffmann	55	H	—	—	26 avril	G		11 juillet.
—	Prisle	60	H	—	—	13 septembre		+	13 novembre.
Felizet	Desjardins	68	H	—	—	24 juillet		+	24 juillet.
—	Vohl	29	H	—	—	11 août		+	13 août.
—	Cailleteau	49	H	—	—	28 septembre	G		20 juin 1883.
—	Rives	17	H	—	—	25 —	G		31 janvier 1883.
				1883					
Benj. Anger	Regnier	30	H	Traumatisme.	Cuisse	21 janvier.	G		9 mai.
—	Malabre	19	H	Pathologique.	—	16 avril	G		18 juillet.
—	Jacquemin	40	H	Traumatisme.	—	14 —	G		4 octobre.
—	Tourteux	23	H	—	—	22 août		+	19 septembre.
—	Dugrez	22	H	—	Jambe	13 janvier	G		23 mai.
—	Vansloen	57	H	—	—	27 mars		+	31 mars.
—	Bastide	39	H	—	—	7 juillet		+	22 juillet.
—	Lefebvre	44	H	—	Deux jambes	10 —		+	10 —
—	Silbermann	57	H	—	Jambe	3 —		+	29 —
—	Brochotti	42	H	—	—	14 août		+	16 août.
—	Lacoste	50	H	—	—	18 septembre		+	28 septembre.
Duplay	Chaff	30	F	Pathologique.	Cuisse	24 février		+	11 mars.
—	Pouchel	45	F	—	—	15 [illegible]			[illegible]
—	Grevis	37	F	—	—	8 —	G		23 avril.
—	Molinet	40	H	—	—	13 décembre		+	31 décembre.
—	Collin	26	H	—	—	14 —	G		29 juin 1884.
—	Bécourt	27	H	Traumatisme.	Jambe ?	8 janvier		+	11 janvier.
—	Faveret	22	H	—	—	15 —		+	28 —
—	Perrin	37	F	Pathologique.	—	26 avril		+	1er mai.
—	Vermeulin	21	H	Traumatisme.	— et bras	8 —	G		24 septembre.
—	Devaux	27	H	—	—	16 mai	G		2 juillet.
—	Gaudemain	70	H	Pathologique.	—	30 août	G		26 janvier 1884.
				BEAUJON. — 1882.					
Tillaux	Hermen	31	H	Pathologique.	Cuisse	9 avril	G		16 juin.
—	Debemare	42	F	—	Jambe	4 mai		+	16 —
Felizet	Osmont	20	H	Traumatisme.	—	3 juin	G		28 août.
—	Giroux	37	H	—	Cuisse	17 octobre		+	7 novembre.
Humbert	Develey	23	H	—	—	31 août	G		12 janvier 1888.
Labbé	Loisel	27	H	Pathologique.	—	29 mars	G		5 juin.
—	Passoir	28	F	—	—	28 novembre		+	28 novembre.
—	Perte	45	H	—	Jambe	11 juillet	G		27 octobre.
Bouilly	Pommier	70	F	Traumatisme.	Cuisse	11 décembre	?	?	?
—	Aubert	21	H	—	—	25 —		+	30 décembre.
—	Voisin	30	H	Pathologique.	Jambe	1er avril		+	1er avril.
				1883					
Tillaux	Debrenny	30	H	Pathologique.	Cuisse	14 mars	G		12 mai.
—	Schmidt	20	H	Traumatisme.	—	16 —	G		22 juin.
—	Brigot	18	H	Pathologique.	—	28 avril		+	18 mai.
—	Mouillaux	27	H	—	—	14 mai		?	Non guéri 14 sept.
—	Desfossés	36	H	—	—	14 novembre	G		28 décembre.
—	Coulomb	30	H	—	Jambe	3 janvier		+	16 février.
—	Havas	58	H	?	—	8 février	G		9 mars.
—	Hardy	33	H	Traumatisme.	—	27 août	G		14 novembre.
Bouilly	Pipler	53	H	—	—	9 janvier	G		6 février.
—	Bonhomme	26	H	—	—	22 septembre	G		4 avril 1884.
Labbé	Joissin	24	F	Pathologique.	Cuisse	27 février		⊥	Non guéri 16 juin.
—	Mara	42	H	—	—	4 décembre		+	14 février.
—	Boyer	40	H	—	Jambe	10 avril	G		8 juin.
—	Ladet	42	H	Traumatisme.	—	10 mai	G		27 juillet.
—	Boureau	36	H	—	—	8 décembre	G		19 février.
—	Ravier	54	H	—	—	23 —		+	26 décembre.
—	Schumpp	67	H	Pathologique.	—	25 —	G		8 février.
				NECKER. — 1882.					
Trélat	Martinet	50	H	Pathologique.	Cuisse	7 février	G		18 avril.
—	Favart	37	H	Traumatisme.	—	21 mars		+	22 mars.
—	Vibert	47	H	—	Jambe	18 février		+	4 mai.

NOM DU CHIRURGIEN.	NOM DU MALADE.	AGE.	SEXE.	CAUSE DE L'AMPUTATION.	NATURE DE L'AMPUTATION.	DATE DE L'OPÉRATION.	RÉSULTAT GUÉRI.	RÉSULTAT MORT.	DATE DE LA SORTIE OU DE LA MORT.
Trélat	Pornon	26	H	Pathologique.	Jambe	21 mai	G		3 août.
—	Quantin	32	H	—	—	23 novembre	G		21 avril 1883.
Bouilly	Gesseler	36	H	—	Cuisse	7 septembre.	G		30 octobre.
Segond	Favier	27	H	Traumatisme.	—	30 octobre	G		4 juin.
				1883					
Trélat	Gabin	26	H	Pathologique.	Cuisse	15 mars		+	16 mai.
—	Leguillon	26	H	Traumatisme.	—	15 décembre		+	4 août 1884.
—	Dreux	34	H	Pathologique.	Jambe	9 janvier	G		27 mars.
Monod	Dallein	45	H	Traumatisme.	—	6 octobre	G		12 novembre.
				SAINT-ANTOINE. — 1882.					
Périer	Marion	20	F	Pathologique.	Cuisse	22 décembre	G		12 février.
—	Gonin	26	H	Traumatisme.	Jambe	5 novembre.		+	30 novembre.
—	Grèze	26	F	?	—	26 décembre	G		5 mars.
Bouilly	Martin	15	H	Traumatisme.	Cuisse	13 juin	G		7 octobre.
Duret	Mouline	45	H	—	Jambe	10 octobre	G		6 janvier 1883.
				1883					
Périer	Bizet	52	H	Traumatisme.	Cuisse	3 juillet		+	10 juillet.
—	Colas	42	H	Pathologique.	—	3 —	G		25 août.
—	Lairotas	42	H	—	Jambe	3 mars	G		16 avril.
—	Herbeval	28	H	—	—	17 —	G		12 mai.
—	Verbeck	61	H	—	—	20 décembre	G		1er mars 1884.
Delens	Boireau	41	H	Traumatisme.	Cuisse	10 —	G		16 février.
				COCHIN. — 1882.					
Th. Anger	Moreau	42	H	Traumatisme.	Cuisse	7 septembre.		+	9 septembre.
—	Zohnder	46	H	Pathologique.	Jambe	17 avril	G		21 juillet.
				1883					
Th. Anger	Mignon	38	H	Traumatisme.	Cuisse	25 janvier		+	13 février.
—	Thuloun	22	H	—	—	12 juin		+	12 juin.
—	Benoît	45	H	—	Jambe	9 janvier	G		2 —
—	Laborde	31	H	—	—	21 mars	G		2 —
—	Enguchard	43	H	—	—	14 novembre.		+	24 novembre.

LÉON LE FORT. — *Statistique personnelle intégrale, 1868, 1884.*

HOPITAL.	NOM DU MALADE.	AGE.	SEXE.	CAUSE DE L'OPÉRATION.	ANNÉE.	DATE DE L'OPÉRATION.	RÉSULTAT GUÉRI.	RÉSULTAT MORT.	DATE DE LA SORTIE OU DE LA MORT.
				Cuisse.					
Cochin	Malvoisin	18	H	Pathologique	1868	29 juin	G		15 mars 1869.
—	Gille	32	H	—	1869	18 octobre	G		4 janvier 1870.
—	Deberne	6	H	Traumatisme	1870	18 avril	G		25 juillet.
—	Chambres	31	H	—	1871	4 —	G		17 juin.
—	Bouffaut	26	H	—	—	9 mai	G		26 août.
—	Carlouis	47	H	—	—	27 —		+	19 juillet.
—	Lambotin	41	F	—	—	9 juin		+	20 août.
—	Vauvillers	23	H	Traumatisme	1874	22 —	G		12 décembre.
—	Degonda	23	H	—	—	27 octobre	G		9 mars 1875.
Beaujon	Miramont	55	H	—	1877	28 mars	G		3 août.
—	Hu	49	H	Pathologique	—	18 mai	G		27 —
—	Hamel	27	H	Traumatisme	1878	22 février	G		23 avril.
—	Larcher	36	H	—	—	27 —		+	27 février.
—	Reverdy	34	H	—	1879	8 mai		+	2 août.
—	Benech	24	H	Pathologique	—	10 novembre		+	4 mars 1880.
—	Couttet	23	F	—	1880	6 avril	G		3 août.
—	Legoux	66	F	—	—	11 novembre	G		11 juillet 1881.
—	Pourrat	30	H	Traumatisme	1881	17 juin		+	8 septembre.
—	Pamart	27	H	—	—	6 novembre	G		12 mars 1882.
Hôtel-Dieu	Polly	17	H	—	1882	26 février		+	28 mars.
—	Jacquemet	29	H	Pathologique	—	22 —	G		23 avril.
—	Vidal	26	H	—	—	14 janvier	G		10 juillet.
—	Meunier	18	F	—	—	18 —	G		17 octobre.
—	Cordier	32	H	—	1883	2 mai	G		10 août.
				Cuisse d'un côté, jambe de l'autre.					
Beaujon	Piétri	26	H	Traumatisme	1878	22 avril	G		14 février 1879.
—	Barbezieux	36	H	—	1879	14 février	G		13 juillet.
				Jambe.					
Cochin	Chaudescigne	43	H	Traumatisme	1868	14 avril	G		20 juillet.
—	Mousset	35	H	—	—	29 décembre	G		31 mars.

HOPITAL.	NOM DU MALADE.	AGE.	SEXE.	CAUSE DE L'OPÉRATION.	ANNÉE.	DATE DE L'OPÉRATION.	RÉSULTAT GUÉRI.	RÉSULTAT MORT.	DATE DE LA SORTIE OU DE LA MORT.
Cochin...............	Barbe...	26	H	—	1869	22 mars..........	G		17 mai.
—	Lustenberger....	39	H	—	—	8 novembre.....	G		29 juin.
—	Corroyer.........	51	H	—	—	17 décembre......	G		21 mars.
—	Levêque..... ...	36	H	—	1870	15 mars..........		+	25 avril.
—	Perinet....	40	H	Pathologique.. ..	—	28 juin.	G		11 mars.
—	Aubry...........	21	H	—	—	11 juillet.........	G		19 —
—	Massis...........	62	H	—	1871	27 juin.		+	30 juin.
Beaujon.............	Fortier..........	51	H	—	1874	10 —	G		28 novembre.
—	Naudot..........	58	F	—	—	25 novembre.....	G		15 juin.
—	Hélin............	76	H	Traumatisme.....	1875	11 —		+	16 novembre.
—	Lemoine..	66	H	Pathologique.....	1876	12 juillet.........		+	6 mai 1877.
—	Leprince...... ..	28	H	Traumatisme.....	—	16 mars..........	G		14 —
—	Tabourot...... .	61	H	—	1877	2 mai...........	G		27 juillet.
—	Léridon.........	84	H	—	—	20 décembre......	G		26 janvier 1878.
—	Vendôme........	37	F	—	1878	22 février.........		+	7 mars.
—	Cauvin..........	26	H	—	—	11 avril...........	G		21 juin.
—	Hérard..........	59	H	—	—	12 décembre......		+	18 décembre.
—	Benech..........	24	H	Pathologique.....	—	19 —	G		Amputé en 1879.
—	Leix.............	27	H	Traumatisme.. ..	1879	10 mars..........	G		19 juin.
—	Huguet..........	30	H	—	—	12 novembre.....	G		9 février 1880.
—	Dujardin........	23	H	—	—	14 —	G		9 janvier 1880.
—	Bonhomme......	15	H	Pathologique.....	—	13 —	G		17 décembre.
—	Martin......... ..	50	H	Traumatisme.....	—	22 décembre......	G		5 avril 1880.
—	Guial............	30	F	—	1881	27 janvier..... ..	G		27 juillet.
—	Juimnoz.........	16	F	Pathologique.....	—	10 mars..... ...	G		25 juin.
—	Hoffmann........	47	H	Traumatisme.....	—	22 —	G		8 juillet.
—	Demissy.........	38	H	—	—	24 —	G		19 août.
—	Latigny...... ...	29	H	—	—	20 mai.....		+	7 juin.
—	Dessol....... ...	29	H	—	—	30 juin...........	G		19 septembre.
Hôtel-Dieu...........	Levet............	57	H	—	1882	27 janvier.........		+	4 février.
—	Vadec...........	17	H	Pathologique.....	1883	21 février.........	G		8 juin.
—	Etinger..........	42	H	Traumatisme.....	—	29 juillet.........	G		9 novembre.

Les deux jambes.

HOPITAL.	NOM DU MALADE.	AGE.	SEXE.	CAUSE DE L'OPÉRATION.	ANNÉE.	DATE DE L'OPÉRATION.	RÉSULTAT GUÉRI.	RÉSULTAT MORT.	DATE DE LA SORTIE OU DE LA MORT.
Beaujon.............	Trouvat.........	49	H	Traumatisme.....	1880	20 mars..........		+	26 mars.

2982-85. — CORBEIL. Typ. et stér. CRÉTÉ.

www.ingramcontent.com/pod-product-compliance
Ingram Content Group UK Ltd.
Pitfield, Milton Keynes, MK11 3LW, UK
UKHW012243240726
13966UKWH00004B/1266

9 782011 911391